T0240114

Der Medizinische Blick in sammlungshistorischer Perspektive

Sara Doll · Karen Nolte
(Hrsg.)

Der Medizinische Blick in sammlungshistorischer Perspektive

Wandtafeln, Abbildungen, Fotografien und Filme in der Anatomie

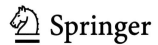 Springer

Hrsg.
Sara Doll
Institut für Anatomie & Zellbiologie
Ruprecht-Karls-Universität Heidelberg
Heidelberg, Baden-Württemberg, Deutschland

Karen Nolte
Institut für Ethik & Geschichte der Medizin
Ruprecht-Karls-Universität Heidelberg
Heidelberg, Baden-Württemberg, Deutschland

ISBN 978-3-662-64191-0   ISBN 978-3-662-64192-7   (eBook)
https://doi.org/10.1007/978-3-662-64192-7

Die Deutsche Nationalbibliothek verzeichnet diese Publikation in der Deutschen Nationalbibliografie;
detaillierte bibliografische Daten sind im Internet über ► http://dnb.d-nb.de abrufbar.

© Der/die Herausgeber bzw. der/die Autor(en), exklusiv lizenziert an Springer-Verlag GmbH, DE, ein
Teil von Springer Nature 2023

Das Werk einschließlich aller seiner Teile ist urheberrechtlich geschützt. Jede Verwertung, die nicht
ausdrücklich vom Urheberrechtsgesetz zugelassen ist, bedarf der vorherigen Zustimmung des Verlags.
Das gilt insbesondere für Vervielfältigungen, Bearbeitungen, Übersetzungen, Mikroverfilmungen und
die Einspeicherung und Verarbeitung in elektronischen Systemen.
Die Wiedergabe von allgemein beschreibenden Bezeichnungen, Marken, Unternehmensnamen etc. in
diesem Werk bedeutet nicht, dass diese frei durch jedermann benutzt werden dürfen. Die Berechtigung
zur Benutzung unterliegt, auch ohne gesonderten Hinweis hierzu, den Regeln des Markenrechts. Die
Rechte des jeweiligen Zeicheninhabers sind zu beachten.
Der Verlag, die Autoren und die Herausgeber gehen davon aus, dass die Angaben und Informationen in
diesem Werk zum Zeitpunkt der Veröffentlichung vollständig und korrekt sind. Weder der Verlag noch
die Autoren oder die Herausgeber übernehmen, ausdrücklich oder implizit, Gewähr für den Inhalt des
Werkes, etwaige Fehler oder Äußerungen. Der Verlag bleibt im Hinblick auf geografische Zuordnungen
und Gebietsbezeichnungen in veröffentlichten Karten und Institutionsadressen neutral.

Coverbild: Institut für Anatomie und Zellbiologie der Universität Heidelberg: Hermann Hoepke bei
seiner letzten Vorlesung 27.7.1961. Quelle: Fotoalbum des Instituts für Anatomie und Zellbiologie,
Heidelberg

Planung/Lektorat: Christine Stroehla
Springer ist ein Imprint der eingetragenen Gesellschaft Springer-Verlag GmbH, DE und ist ein Teil von
Springer Nature.
Die Anschrift der Gesellschaft ist: Heidelberger Platz 3, 14197 Berlin, Germany

Das Papier dieses Produkts ist recyclebar.

Zum Geleit

Bei der in jüngerer Zeit in Angriff genommenen Erschließung und Digitalisierung wissenschaftlicher Sammlungen ist neben der Erfassung anatomischer Präparate und Modelle eine entsprechende Aufarbeitung anatomischer Bildtafeln, Zeichnungen und Fotografien unerlässlich. Darum ist es nur zu begrüßen, dass nach einer wissenschaftlichen Bearbeitung der Präparate und Modelle aus der Heidelberger Anatomie in der vorliegenden Publikation auch die Bildmedien aus deren reichen Fundus in kunst- und wissenschaftsgeschichtlicher Perspektive und unter Einbeziehung ethischer und gesellschaftspolitischer Aspekte erschlossen werden.

Seit der Renaissance hatten sich Kunst und Wissenschaft in enger Beziehung zueinander entwickelt. Bildtafeln und Zeichnungen in der Anatomie wurden als Medium wissenschaftlicher Erkenntnis und als Kunstwerk erfahren. Diese für beide Seiten fruchtbare Beziehung zerbrach, als im Laufe der zweiten Hälfte des 18. Jahrhunderts an die Kunst die Forderung gestellt wurde, die auf dem Gebiet der Medizin rasch anwachsenden wissenschaftlichen Erkenntnisse mit künstlerischen Mitteln adäquat umzusetzen. Wie der menschliche Körper in den Atlanten der Anatomie abzubilden war, wurde dabei immer mehr von den Bedürfnissen und Konzeptionen des medizinischen Fortschritts und einer eigenständigen Anatomie bestimmt. Dadurch waren die weiterhin mit der Wissenschaft verbundenen Künstler zu deren Instrument geworden, selbst wenn sie sich in ihrem Schaffen nicht bloß als deren Werkzeug verstanden und auch die Anatomen in der Zusammenarbeit mit ihnen über künstlerischen Rat hinaus deren Beobachtungen und Erfahrungen und das sichere Gefühl für klare Darstellungen zu schätzen wussten. Dazu wurde aber vom Zeichner Sinn für das morphologisch Wesentliche erwartet und der Blick, die Bedeutung der einzelnen Teile für das einheitliche Bild des Ganzen zu erkennen. Das setzte voraus, dass er vor der eigentlichen Ausführung einer anatomischen oder medizinischen Zeichnung ein tieferes Verständnis in der Sache gewonnen hatte und genau wusste, worauf es dem Anatomen bei dem im Bild darzustellenden Objekt ankam; denn schließlich sollte eine solche Zeichnung Erscheinung und Wesen der Dinge ausdrücken und mehr als eine schlichte Kopie sein, die auch von einem Fotoapparat erbracht werden kann, wie das Max Brödel (1870–1941) aus seiner Lehrzeit bei dem Physiologen Carl Ludwig (1816–1895) resümierte.

An Bildtafeln und Zeichnungen des ausgehenden 19. und beginnenden 20. Jahrhunderts aus der Heidelberger Anatomie lässt sich von dieser Beziehung zwischen dem Anatomen und seinem Zeichner ein Eindruck gewinnen. Das gilt besonders für die in enger Zusammenarbeit geschaffenen Tafeln des Anatomen Jean Marc Bourgery (1797–1849) und seines Zeichners Nicolas Henri Jacob (1782–1871), der Prinzipien von Jacques Louis Davids (1748–1825) Malerei auf die bildliche anatomische Darstellung übertragen hat: In ihrer technischen Vollendung und bildnerischen Kraft werden auf diesen Bildtafeln anatomische Idee und Wesen des morphologischen Gegenstands in einer durch die Kunst ausdrucksvolleren Natur zu einem „beau monument iconographique de la science de l'homme".

Auch die im ersten Viertel des 20. Jahrhunderts aus der Zusammenarbeit zwischen Hermann Braus (1968–1924) und August Vierling (1872–1938) entstandenen anatomischen Zeichnungen sind Frucht gemeinsamer Bemühungen. Getragen sind sie von der Idee einer auf das Leben gerichteten Anatomie, in der der tote Körper nur noch Mittel zum Zweck ist, den Körper als ein sinngefügtes Ganzes in seiner Konstruktionsentwicklung und dem Zusammenwirken der Teile zu begreifen.

Vor allem für die Lehre ist dieser Bestand an anatomischen Abbildungen durch Fotografien von makroskopischen und mikroskopischen Präparaten sowie stereoskopischen Aufnahmen zur Erfassung der Dreidimensionalität des Körpers und seiner Teile erweitert worden. Dabei ging es nicht zuletzt um die Wirklichkeit eines Präparats, das so gezeigt werden sollte, wie es die Studierenden auf dem Präpariersaal erleben. Darüber hinaus sollte die Fotografie aber auch zur Beobachtung des lebenden Körpers dienen, wozu in Aktfotos und Filmen Haltung und Bewegung und das Spiel der Muskeln festgehalten wurden.

Mit der hier vorgelegten facettenreichen und breitgefächerten Analyse der bildnerischen Mittel in der Anatomie, die auch didaktische Überlegungen mit einbezieht, wird fortgesetzt, was konzeptionell schon für die anatomischen Modelle der Heidelberger Anatomie begonnen wurde. Dieser medizinische Blick auf die Abbildungen der dortigen Sammlung ist ein wertvoller Beitrag, der die Aufmerksamkeit nicht allein der Fachwelt verdient, sondern auch einer interessierten Öffentlichkeit Zugang zu diesem kulturellen Erbe zu ermöglichen vermag.

Reinhard Hildebrand
Münster
im Frühjahr 2023

Vorwort

In der anatomischen Lehre ist es Generationen übergreifend Tradition, auf bewährte Lehrmittel wie Präparate und Modelle zurückzugreifen, um den normalen menschlichen Körperbau erklären zu können. Ein weiteres beliebtes Hilfsmittel war und ist die Abbildung. In der Medizin zählen dazu Zeichnungen, Wandtafeln, Lithografien, Fotografien, Dias, Stereoskopische Aufnahmen und auch Filme.

Analog zu den aktuellen wissenschaftlichen Fortschritten konnten mithilfe dieser unterschiedlichen Publikationsformen neue Erkenntnisse zu Organsystemen, topografische Zusammenhänge und räumliche Wechselbeziehungen festgehalten und in die Lehre übernommen werden. Die anatomische Illustration als wissenschaftliche Mitteilung wurde so gleichzeitig eine Lehrabbildung, die aber auch stets als Kunstform menschliche Variationen ausblendete und eine Norm zu definieren suchte.

Da Lehrobjekte nicht nur beispielhaft und singulär erstellt wurden, sondern auch käuflich erworben werden sollten, arbeiteten die Mediziner gerne zusammen mit Künstler*innen, die ihre wissenschaftlichen Erkenntnisse professionell in Serien umsetzen konnten.

Der Anatom Wilhelm His (1831–1904) aus Leipzig konzipierte zusammen mit dem Künstler Franz Joseph Steger (1845–1938) mehrere Modellreihen aus Gips (Feja 2019). Der Modellierer Carl Friedrich H. Heinemann (1802–1846) fertigte nach Vorlagen des Leipziger Prosektors August Carl Bock (1782–1833) Serien aus Wachs an (Doll 2019).

Analog dazu erlangten auch Kooperationen zwischen Anatomen und Zeichnern einen großen Bekanntheitsgrad: Ein prominentes Beispiel sind die medizinischen Abbildungen aus dem 1543 erschienenen Anatomie Atlas „De humanis corporis fabrica liborum". Andreas Vesalius (1514–1564) implementierte Holzschnitte des Künstlers Stephan von Calcar (1500–1546) in seine bekannteste Publikation. Ebenso bekannt sind der Pariser Anatom Jean Mark Bougery (1797–1849) und der Künstler Nicolas Henri Jacob (1782–1871), deren Tafelwerke die Darstellung anatomisch-chirurgischer Abbildungen durch ihre realistischen Darstellungen revolutionierten.

Auch in Heidelberg wurden in Zusammenarbeit von Anatomen und Zeichnern Illustrationen erstellt, die in Büchern abgedruckt Generationen von Studierenden Anatomische Grundlagen lehren sollten. Friedrich Tiedemann (1781–1861) und der Maler Jakob Wilhelm Roux (1771–1830) oder Erich Kallius (1867–1935) und der Künstler August Vierling (1872–1938) sollen hier beispielhaft genannt werden.

In der Heidelberger Anatomie wurden ebenfalls großformatige Lehrtafeln hergestellt und können bis heute im Fundus bewundert werden. Künstler*innen wie Elisa Schon (1905–1997), Christo Michail Popoff (1921–2011), Wolf-Dietrich Wyrwas (1944) oder die Ärztin Regina Wettstein-Klein (1957) zeichneten diese Momentaufnahmen für die Verwendung im Hörsaal.

Kleinformatige Tafeln, die mit beschrifteten Zeichnungen oder auch Fotos von Präparaten und Modellen versehen wurden, dienten wahrscheinlich als Legende für ausgestellte Lehrobjekte. Sie wurden von Annie Gibran, Joseph Heidelberger und Lola Fleischmann hergestellt. Leider konnten keine Lebensdaten von ihnen ausfindig gemacht werden.

Als im beginnenden 19. Jahrhundert die Fotografie entwickelt wurde, ebnete diese Entwicklung den Weg für die Verwendung von Lichtbildern auch im Unterricht. In Heidelberg fanden Fotos, Stereoskope Fotos, Dias und später auch Filme den Weg in die Anatomie. Erstellte man in Heidelberg die meisten Fotos und Dias noch selber, wurden die Stereoskopien und Filme hinzugekauft.

Dieses Buch wird, in Analogie zu der Veröffentlichung „Spiegel der Wirklichkeit. Anatomische und Dermatologische Modelle in der Heidelberger Anatomie" (2019), den hiesigen Fundus an Illustrationen, Fotos, Dias und Filmen aufgreifen, in Zusammenarbeit mit Wissenschaftler*innen aus den unterschiedlichsten Fachbereichen untersuchen und in Relation zu anderen Institutionen und Objekten betrachten. Als Nachschlagewerk für alle diejenigen, die sich mit anatomischer „Flachware" beschäftigen, soll dieses Kompendium den Fokus auf den in den Bild- und Filmobjekten dokumentierten medizinischen Blick lenken und erlaubt einen Einblick in eine spezifische und spannungsgeladene Abbildungskultur.

Wir danken den Autor*innen dieses Bandes für die vielfältigen Beiträge für diesen Band.

Sara Doll
Karen Nolte
Heidelberg
im Juli 2023

Inhaltsverzeichnis

IV   Anatomische Fotografien

V   Anatomische Lehrfilme

Einleitung

Systematische Sichtbarkeit – kleine und große Abbildungen für den anatomischen Unterricht

Sara Doll

Inhaltsverzeichnis

© Der/die Autor(en), exklusiv lizenziert an Springer-Verlag GmbH, DE, ein Teil von Springer Nature 2023
S. Doll und K. Nolte (Hrsg.), *Der Medizinische Blick in sammlungshistorischer Perspektive*, https://doi.org/10.1007/978-3-662-64192-7_1

1.1 Lehre im Hörsaal – Wandtafeln aus Heidelberg

Noch im beginnenden 20. Jahrhundert befanden sich mehrheitlich großformatige Lehrtafeln und Glasdias in der Anatomie. Sie wurden vielen Studierenden im Hörsaal gezeigt, um Sachverhalte illustriert erklären zu können (◻ Abb. 1.1). Da nicht mehr alle Wandtafeln vorhanden sind, können Fotografien helfen, den ehemaligen Fundus zu rekonstruieren (◻ Abb. 1.2).

Verwendet wurden demnach Darstellungen aus den Themenbereichen Eingeweide, Entwicklung, Gefäße, Histologie, Sinnesorgane, Topografie und Nervensystem. Insgesamt kamen vor 1963, zu diesem Zeitpunkt gab es einen katastro-

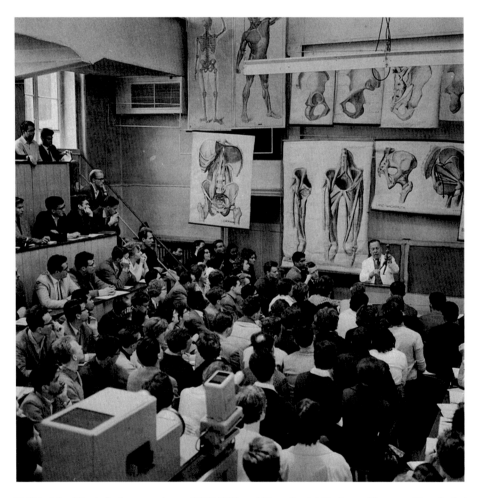

◻ **Abb. 1.1**   Die Aufnahme wurde am 27.07.1961 erstellt und zeigt Professor Hermann Hoepke bei seiner letzten Vorlesung im alten Hörsaal der Heidelberger Anatomie. Mindestens 11 Tafeln zum Bewegungsapparat kommen hier zum Einsatz. Im jetzigen Fundus befinden sich noch 12 weitere, sodass von mindestens 23 aus dem Bereich Rumpf und Extremitäten ausgegangen werden kann. (Bildquelle: Fotoalbum aus dem Institut für Anatomie und Zellbiologie, Heidelberg)

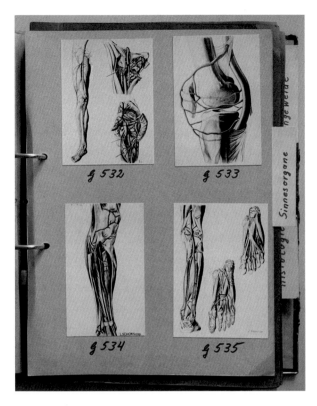

◪ **Abb. 1.2** Eine Seite des Ordners, in welchem die Lehrtafeln für den Hörsaal in verkleinerter Fassung zur Vorauswahl zu finden waren. Zu sehen sind Tafeln aus der Hand von Liesel Schorn, sie zeigte hier die Gefäße der unteren Extremität, dargestellt in unterschiedlichen Schichten. (Bildquelle: Foto-Ordner aus dem Institut für Anatomie und Zellbiologie, Heidelberg)

falen Wasserrohrbruch in der Anatomie, der viele Lehrtafeln beschädigte, mindestens 500 Lehrtafeln in der Lehre zum Einsatz. Der Fundus der Tafeln aus dem Bereich des Bewegungsapparates konnte leider nur sehr lückenhaft rekonstruiert werden.

Bei der Übersicht kristallieren sich zwei Kategorien heraus: Abbildungen, die in der Anatomie erstellt wurden und solche, die von Firmen angekauft wurden. Darunter befanden sich sowohl einige Tafeln von Jean Mark Bougery (1797–1849) und Nicolas Henri Jacob (1782–1871) als auch solche von den Gebrüdern Fritz (1871–1916) und Franz Frohse (Lebensdaten unbekannt), oder Adolf von Strümpell (1853–1925) und Christfried Jakob (1866–1956).

Die erstere Gruppe wurde oft auf Basis von Heidelberger Präparaten gezeichnet oder bildete wichtige Lehrbuchabbildungen von beispielsweise Lanz-Wachsmuth, Sobotta, Tandler, Pernkopf, Corning oder Eisler im großen Maßstab ab. Zuerst soll nun auf die in Heidelberg gezeichneten Tafeln eingegangen werden.

1

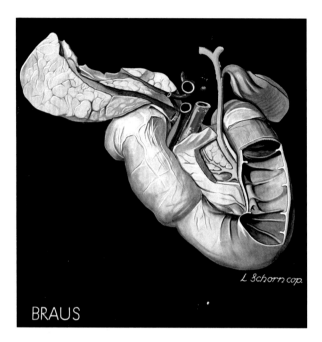

◨ Abb. 1.3 Elisa Schorn zeichnete Teile der Bauchspeicheldrüse, welche durch ihre typische, drüsige Läppchenstruktur gekennzeichnet ist. Sie wird umschlossen von Teilen des Dünndarms, die zu- und abführenden Gefäße in rot und blau sowie die Gallenblase und deren Gänge wurden in gelb und grün gezeichnet. Die Abbildung ist nach Vorgaben von Herman Braus entstanden. Sie ist 150 cm × 115 cm groß und weist einen leichten Wasserschaden auf. (Bildquelle: Wandtafel aus dem Institut für Anatomie und Zellbiologie, Heidelberg)

Viele dieser großformatigen Tafeln wurden durch Elisa Schorn (1905–1997) erstellt. Sie konnte wie keine andere in Heidelberg anatomische Strukturen sachkundig, gleichsam künstlerisch und trotzdem medizinisch-detailliert auf Leinwand dokumentieren.

Elisa, genannt Liesel, war die Tochter von Saarlandflüchtlingen und kam in den beginnenden 1930er Jahren nach Heidelberg. Sie absolvierte in Kaiserslautern einen Kurs in „Gebrauchsgrafik", in Heidelberg besuchte sie weiterführende Zeichenkurse. Als freiberufliche Zeichnerin begann sie ihre Laufbahn in der Anatomie. Hier besserte sie Tafeln aus, zeichnete aber auch viele dieser Lehrmittel neu.

Aufgrund ihrer Ausbildung war sie geübt in der Erstellung von Plakaten und Tafeln, konnte zielgerichtet und sicher stilistische Mittel wie Farbe und Schriften verwenden. Jedoch auffällig und eher unüblich in der Gestaltung sind einige ihrer fast 40 dokumentierten Lehrtafeln mit zum Teil schwarzem Hintergrund. Dieser lässt die Farben überdeutlich und nahezu leuchtend hervortreten (◨ Abb. 1.3). Zeichnen sich die meisten der Heidelberger Lehrtafeln durch eine zurückhaltende, auf das wesentliche konzentrierte und dezente Bildersprache aus, so demonstrieren einige der Schorn Tafeln gewiss das Gegenteil. Die Typografie der Abbildun-

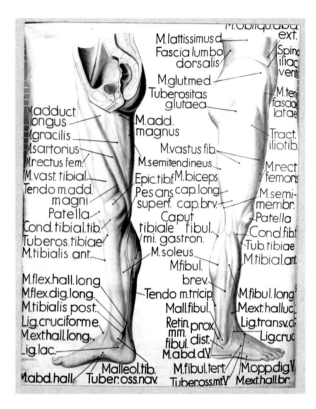

◻ Abb. 1.4 Die Vorlage zu dieser nur noch als Foto vorhandenen Lehrtafel wurde im Jahr 1938 im Lehrbuch „Bein und Statik" publiziert (Lanz, Wachsmuth 2003). In der Originalabbildung wurden die Muskeln und Knochen mit gepunkteten Strichen beschriftet, die klein und so dezent wie möglich gehalten wurden. (Bildquelle: Foto-Ordner aus dem Institut für Anatomie und Zellbiologie, Heidelberg)

gen war unüblich für eine Lehrabbildung; die Schrift in Relation zur anatomisch gezeichneten Struktur erscheint verselbstständigt und nicht zielgruppengerecht. Schorn wählte einen einfachen serifenlosen Schrifttypus, jedoch das Verhältnis Schrift und Zeichnung wirkt eigentümlich unverhältnismäßig, denn die Formatierung zugunsten der Schrift erscheint viel zu dominant (◻ Abb. 1.4). Entgegen der tatsächlichen Intention einer medizinischen Lehrtafel für den Gebrauch in einem Hörsaal, wurde hier die Schrift zum gleichwertigen Stilmittel erhoben. Wandtafeln sollten üblicherweise und ausschließlich der Erläuterung dienen und so wenig Schrift wie möglich aufweisen, denn sonst „stören diese Namen die Anschaulichkeit des Gesamtbildes und sie verleiten den Zuhörer, daran herumzubuchstabieren, und dies umsomehr, wenn die Schrift auf weite Entfernung nur mehr schlecht lesbar wird" (Strümpell und Jakob 1926).

Andere Schorn Lehrtafeln irritieren die heutigen Betrachter*innen aufgrund der Information der gezeichneten anatomischen Strukturen. Zur Darstellung kommen auf einigen Wandtafeln anatomische Strukturen am Kopfe wie die Gefäßversorgung des Gesichtes in unterschiedlichen Schichten, Muskeln oder knö-

1

cherne Strukturen. Zur Darstellung gelangen unter anderem auch die Gesichtshaut und die Physiognomie des präparierten Menschen. Auf einer Tafel wurde dem präparierten Menschen das Gehirn bereits entnommen, einige ausgewählte Arterien dargestellt und in Relation zu ihren umgebenden Strukturen demonstriert. Aus präparatorischer, aber auch aus didaktischer Sicht, zeigen die Bilder eine unfertige Arbeit, unklar bleibt die zugrunde liegende Auswahl der gezeigten Anordnungen. Die Tafeln erscheinen seltsam detailarm, der Blick wird auf den nicht-präparierten Anteil des Kopfes gelenkt, der in Ausschnitten einige Muskeln und Gefäße darbietet. Im direkten Vergleich mit zum Beispiel einer von August Vierling (1872–1938) gezeichneten Tafel, wird besonders augenfällig, dass wesentliche Strukturen nicht zur Darstellung gebracht wurden. Schorn reduziert ihre Aussage auf wenige Arterien des Gesichtes und des Gehirns, Vierling, der fast zur gleichen Zeit in der Heidelberger Anatomie arbeitete und später Universitätsoberzeichner wurde, zeigt die gesamten Arterien, die im Gesichtsbereich zu finden sind (◨ Abb. 1.5a & b). Aber auch die Gesichtszüge des Mannes, den Schorn teilpräpariert zeigt, sind auffällig. Seine schmalen Lippen und die hohen Wangenknochen verweisen auf typische Gestaltungselemente, die im damaligen politischen Kontext verstanden werden könnten (Doll 2013)[1].

Zeichner und Bildhauer wie Gerhard Keil (1912–1992) oder Arno Breker (1900–1991) gaben in ihrer Kunst durch die Darstellung bestimmter anatomischer Attribute wie eine hohe Stirn, markante Wangenknochen, blonde Haare und blaue Augen eine stereotypische und nationalsozialistische Rassenideologie wieder, propagierten den neuen und erwünschten Typen Mensch. Sollten anatomische Zeichnungen über Strukturen des menschlichen Körpers belehren, so erscheint im Hinblick auf die Intension die Physiognomie der gezeigten Gesichter mancher Schorn Tafeln zumindest unüblich.

Neben Künstler*innen wie Schorn zeichneten in den 1940er Jahren Christo Michail Popoff (1921–2011), ein Jura Student aus Bulgarien, großformatige Tafeln für die Anatomie. Insgesamt liegen noch sechs Abbildungen von unterschiedlichen Gehirnpräparationen und eine von präparierten Bauchorganen vor.

In der Zeit zwischen 1978 und 1979 setzte die Medizinstudentin Regina Wettstein-Klein (1957) nach Vorlagen aus anatomischen Standardwerken insgesamt zehn verschiedene Abbildungen um, die noch bis zur Renovierung der Präparationssäle im Jahr 2013 in Gebrauch waren. Den Studierenden wurden Strukturen des Brustkorbs, aus dem Bauchraum oder auch des Schädels demonstriert, die topografischen Beziehungen erläutert. Diese Strukturen wurden zuerst mithilfe eines Diaprojektors an die Wand geworfen, Wettstein-Klein skizzierte sie dann mit Bleistift oder Kohle auf den Leinwänden, um die Anordnungen anschließend zum Beispiel mit einem Filzstift oder Buntstiften kolorieren und Tiefenschärfe implementieren zu können.

Der Grafiker Wolf-Dietrich Wyrwas (1944) wurde im Jahr 1969 angestellt, er verfertigte eine Vielzahl von Tafeln für die Anatomie. Insgesamt fast 90 Tafeln,

---

1   Bushart und Müller-Hofstede sprechen bei der Verwendung einer schmalen Nase, tiefliegender Augen und einem schmalen Mund von der sogenannten „Ernstformel".

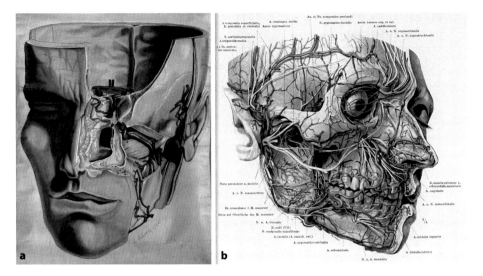

◘ Abb. 1.5 a, b Auf ihrer Tafel stellte Elisa Schorn (**a**) unter anderem einige wenige Äste der äußeren Halsschlagader dar: die Schläfenarterie, die Gesichtsarterie, Teile der Oberkieferarterie und kleinere Gefäße, welche die Nasenwand und das -septum versorgen. Neben der medizinischen Information nimmt der sehr ernste Gesichtsausdruck eine sehr dominierende Rolle auf der Tafel ein, was für eine anatomische Tafel sicher eher ungewöhnlich ist.

Die 144 cm × 114 cm große Lehrtafel weist einige leichte Wasserschäden auf, ist sonst aber in guter Verfassung.

Auf der Zeichnung von August Vierling (**b**) werden in großer Ausführlichkeit fast alle Äste der äußeren Halsschlagader gezeigt, auch die Relation sowohl zum Gesichtsnerv als auch zu den Endästen des Drillingsnerven stellte Vierling hier heraus.

Seine Abbildungen scheinen bis heute hervorragend konzipiert und können durch ihre gute Qualität und Didaktik den Unterricht bereichern. Auf einem einzigen Bild werden dem Studierenden hier maximal viel Informationen über die Gefäßversorgung des Gesichts dargeboten. Tatsächlich finden sich viele der Zeichnungen bis heute in den Anatomie Büchern aus dem Springer Verlag, zu erkennen durch seine markante Signatur (ein ineinander verschlungenes A und V, auf dieser Zeichnung im unteren Teil des Ohres zu sehen). (Bildquellen: **a** Wandtafel aus dem Institut für Anatomie und Zellbiologie, Heidelberg. **b** Anatomie Lehrbuch von Hermann Braus, Anatomie des Menschen, Dritter Band, 1960, S. 309, Abb. 166)

von denen leider nur noch 23 erhalten blieben, stammten aus seiner Hand. Um seine neue Arbeitsstätte besser zu verstehen, die neuen zu zeichnenden „Objekte" besser kennenzulernen, durchlief Wyrwas die unterschiedlichen Abteilungen des Hauses. Er besuchte den makroskopischen und mikroskopischen Präparationskurs und arbeitet dort mit den Studierenden Seite an Seite. Viele seiner Tafeln haben einen völlig anderen Charakter, als die vorhergehenden Abbildungen von Schorn, Vierling oder auch Wettstein. Sie zeigen einen Blick durch das Elektronenmikroskop, eine Technik, die erst mit dem Lehrstuhlinhaber Wolfgang Forsmann (1939) nach Heidelberg kam (Doll 2013).

1

1.2 Schnitt für Schnitt – deskriptive und chirurgische Anatomie in Heidelberg

Die ältesten noch im Heidelberger Fundus vorhandenen Wandtafeln wurden dem „Anatomie Élémentaire", einem französischem Anatomie Lehrbuch, welches mit insgesamt 20 Lehrtafeln im Jahr 1843 erschien, entnommen (Bougery und Jakob 1843). Zehn von Hand nachkolorierte und noch vorhandene Tafeln in der Größe 88,5 cm × 52,5 cm resultieren aus der Zusammenarbeit zwischen dem Anatomen Jean Mark Bougery und dem Künstler Nicolas Henri Jacob. Sie hingen lange Jahre auf dem Flur der alten Anatomie in der Brunnengasse. Muskeln, Organsysteme, Nervensystem oder die Aufzweigungen der Gefäße in unterschiedlichen Schichtungen wurden auf Leinwand abgebildet und in einem schlichten hölzernen Rahmen, erstellt aus grau lackierten Fußleisten, auch noch nach dem Umzug im Neubau „Im Neuenheimer Feld" präsentiert. Im Jahr 2014 konnten fünf der Tafeln restauriert werden: Die Oberflächen wurden gereinigt, alte Übermalungen entfernt, Risse und Fehlstellen retuschiert und mit Japanpapier kaschiert (◨ Abb. 1.6a–c).

Die von Hand kolorierten und vervielfältigbaren Lithographien markieren einen tiefen Wandel in der Intention und Konzeption anatomischer Abbildungen. Wurden Zeichnungen oder Skulpturen von anatomischen Zusammenhängen noch im 18. Jahrhundert durch eine tiefe Verbundenheit von Kunst und Wissenschaft gekennzeichnet; sie waren oft einzigartige Kunstwerke, verlor sich dieser Zusammenhang mehr und mehr im 19. Jahrhundert im Rahmen der Fächerdifferenzierung. Ihre eigentliche und wichtigste Intention wurde die wissenschaftliche Aussage (Hildebrand 1988). In diesem Kontext gewann unmittelbar die anatomisch korrekte medizinische Darstellung an Bedeutung, der Künstler wurde zum geschulten und technisch versierten Handwerker. Der Anatom musste nunmehr in Zusammenarbeit mit einem Künstler in der Lage sein, nicht nur Vorlagen für den Künstler herzustellen, sondern darüber hinaus auch anatomische Strukturen Modellhaft zu präparieren, gleichsam zu entwerfen, um zu didaktischen Zwecken herangezogen zu werden und keine künstlerische Interpretation mehr zuzulassen (Hildebrand 1994).

Die gegenwärtig in Heidelberg zu besichtigenden Tafeln widmen sich den verschiedenen Muskelschichten und den Arterien und Venen, die ebenfalls auf unterschiedlichen Ebenen auf der Körpervorder- und -rückseite dargestellt werden. Auf jeder Tafel finden sich ein relativ mittig angeordnetes, großes Übersichtsbild mit einigen darum liegenden Ausschnitts-Vergrößerungen, die dem Autor wichtige Sachverhalte detaillierter beschreiben. Dies ermöglichte dem Betrachter eine systematische und einfache Analyse der Strukturen, die mit kleinen Ziffern am Rande der Zeichnung beschriftet wurden. Die Legende konnte in dem dazugehörigen Lehrbuch gefunden werden, dies ist in Heidelberg nicht mehr vorhanden. Erscheint diese gruppierte Darstellungsart heute eher ungewöhnlich, fand die gleichzeitige Präsentation mehrerer anatomischer Ebenen bei Zeitgenossen tatsächlich öfter Anwendung.

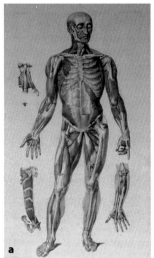
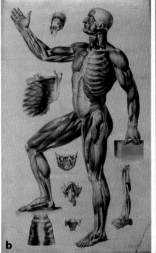
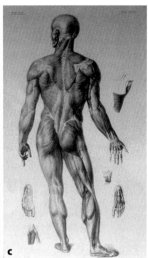

⬛ **Abb. 1.6** **a–c** Diese Tafeln von Bougery und Jacob zeigen **a** die tiefen Schichten der vorderseitigen Muskulatur, **b** die oberste Muskelschicht in der seitlichen Aufsicht und **c** die zum Teil noch mit Faszie bedeckten Muskeln in der Ansicht von hinten. Die einzelnen Ausschnitte um die zentrale Übersichtsabbildung enthüllen jeweilig Ansichten, die auf dieser Zeichnung nicht zur Ansicht gebracht werden konnten.
Die Körperhaltung der Figuren ist angelehnt an die Darstellung eines klassischen „Ècorchès", ein modellierter Muskelmann, der ähnlich einer antiken Skulptur gerichtet auf Spiel- und Standbein und mit angewinkeltem oder erhobenem Arm (**b**), in didaktischer Intention seine Muskeln präsentiert (Mühlenberend 2019). Anatomisch korrekt weist die rechte Hand Innenfläche nach außen. Ècorchès-typisch wurde auf einigen Tafeln eine Dekoration in Form einer angedeuteten Säule involviert (**b**), auf die sich die Figur abzustützen scheint.
Die Abbildungen wurde von Benard & Frey gedruckt, J. Caudron (Lebensdaten unbekannt) wurde als Lithograph angegeben. Die Tafeln **a** und **c** wurden beide bereits restauriert. (Bildquelle: Wandtafeln aus dem Institut für Anatomie und Zellbiologie, Heidelberg)

Bougery & Jacob konzentrierten sich einzig und allein auf die Kommunikation medizinischer Zusammenhänge, auch, um zum Beispiel Ärzten und Studierenden chirurgische Interventionen erklären zu können. Schon früh, zum Beispiel im Jahr 1792, finden sich chirurgisch-anatomische Kurse im Heidelberger Vorlesungsverzeichnis. So leitete der Regimentschirurgicus & Correpetitor Franz Xaver Moser (1747–1833) Studierende in einem chirurgischen Operationskurs „an todten Körpern praktisch"an[2]. Hierzu bediente er sich den Anleitungen von Ambrosens Bertrandi (1723–1765) oder Johann Nepomuk Hunczowsky (1752–1798), beide Veröffentlichungen waren jedoch reine Textbücher. Der erste Anatomie Lehrstuhlinhaber Fidelis Ackermann (1765–1815) unterrichtete „Specielle Chirurgie mit einem Kurs von Operationen an Leichnamen", hier fand das, ebenfalls

---

2   Vgl. Vorlesungsverzeichnisse der Heidelberger Universität: ▶ https://digi.ub.uni-heidelberg.de/diglit/unihd_vv1784_1923.

1

nur auf Text basierende Lehrbuch „Grundriss der chirurgischen Operationen"
nach Bernhard Nathanael Gottlob Schreger (1766–1825) Verwendung. Die in den
Jahren 1839–1840 erschienenen, bis heute sehr bekannten Bände sechs (Chirurgische Anatomie) und sieben (Operationslehre) von Bougery und Jacob, trugen
dem Ansinnen nach moderner Wissenschaftskommunikation besonders Rech-
nung. Medizinische Interventionen wie zum Beispiel Amputationen von Gliedma-
ßen oder Augenoperationen werden ebenso illustriert wie zum Beispiel isolierte
Darstellungen von Operationsgebieten. Diese Bücher brachen mit der Tradition
früherer Begleitbände für Operationskurse; sie illustrierten Eingriffe, statt sie ausschließlich schriftlich zu erklären.

Aber auch in Heidelberg wurden chirurgisch-anatomische Lehrbücher konzipiert. Anton Nuhn (1814–1889), der seinen anatomisch-chirurgischen Atlas
mehrbändig im Jahr 1846 veröffentlichte, erstellte dazu Präparate, die er im Anschluss „nach der Natur" zeichnen ließ (Nuhn 1846). Er wendete andere Stilmittel als zuvor Bougery an. Ließ dieser behandelnde Personen zumindest in Teilen auf den Bildern abbilden – es waren hauptsächlich Hände, die wahrscheinlich
standardisierte Griffe ausführten oder den Gebrauch von spezialisierten Instru-
menten demonstrierten – konzentrierte sich Nuhn bis auf wenige Ausnahmen un-
eingeschränkt auf die zeichnerische Darstellung der Anatomie in Kombination
mit knappen Textbausteinen. Nur wenige Hilfsmittel, wie um Gefäße gelegte Li-
gaturen, fanden Eingang in die detailgetreuen und kolorierten Zeichnungen. Die
Abbildungen konzentrierten sich auf isolierte Schnittführungen durch die Haut,
um zum Beispiel dadurch zum Vorschein tretende Strukturen wie Nerven und
Gefäße bloßzulegen (◨ Abb. 1.7). Tatsächlich bezog er sich aber in seinem Buch
auch auf Bougery und verwies bei der „Unterbindung der Arteria iliaca externa"
auf dessen Lehrbuch.

Anton Nuhn verwendete seine Lehrbücher gewiß auch in seinem Kurs über
die „Chirurgische Anatomie, als anatomische Beleuchtung der wichtigen Kapitel der Chirurgie"[3]. Diese Ankündigung demonstriert eindrücklich sein Selbstbe-
wusstsein in Bezug auf seine Lehrtätigkeit: Er sah die Anatomie als einen elemen-
taren Bestandteil der Lehre an, ohne die ein Arzt nicht ordnungsgemäß operieren lernen könne. Den Grundstein für die chirurgische Tätigkeit wollte er bereits
im Studium im „Secirsaal" legen. Dieser sei „eine Vorschule für die practische
Chirurgie" in der ein angehende Mediziner Sicherheit bekommen sollte, „wenn
er als Operateur am lebenden Menschen schneidende Instrumente anzuwenden
hat" (Nuhn 1882). In den Erklärungen zu seinen Tafeln unterstreicht er seine un-
erschütterliche Selbstsicherheit und verweist auf „...die Darstellung der anatomischen Lageverhältnisse aller Theile", die in seinen Werken so sorgfältig gezeigt
wurde, „...dass kaum in den vorhandenen anatomischen Werken eine Abbildung
existieren möchte, die bezüglich der Treue der Darstellung aller hier zusammen
gegebenen Theile mit der unsrigen einen Vergleich aushielte." (Nuhn 1856).

---

3 Vgl. das Vorlesungsverzeichnis Winter-Halbjahr 1847–1848: ► https://digi.ub.uni-heidelberg.de/
diglit/VV1845WSbis1850SS/0001/scroll.

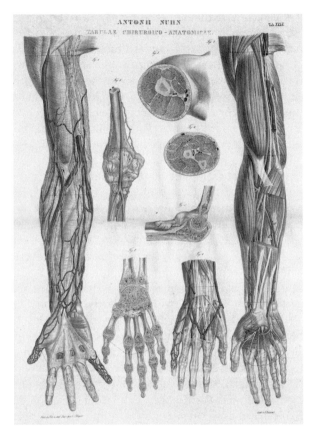

■ **Abb. 1.7** Diese Tafel benötigt insgesamt acht einzelne Abbildungen, um die topografische Beziehung zwischen Gefäße, Nerven, Muskeln, Knochen und Faszien des Arms zu erläutern. Die Zeichnungen eins und zwei gleichen durch ihre Form und Anordnung einem Rahmen. So oder ähnlich
würde man die Extremität schichtweise präparatorisch bearbeiten. Auf dem vorliegenden Druck etwas schlecht zu erkennen sind die Striche, welche die Höhe der Querdurchschnitte anzeigen, in den
Zeichnungen drei und vier sieht der Betrachter die sich dort befindlichen Strukturen. Die Illustrationen fünf und sechs thematisieren die Anatomie des Ellenbogengelenks, sieben zeigt im waagerechten
Durchschnitt die Hand, die letzte Tafel acht befasst sich unter anderem mit den oberflächlich verlau-
fenden Venen am Handrücken.
Die durch Nuhn angesprochene Zielgruppe waren Chirurgen, Gerichtsmediziner, Wundärzte aber
auch Laien, die sich über die Anatomie in den entsprechenden Regionen belehren lassen wollten. Explizit wies er auf sein Ansinnen hin, dass er durch die Bilder eine enge Verbindung zwischen der Anatomie und der Klinik schaffen wollte. Ebenso wie Braus wollte er eine topografische, wahrheitsge-
treue Anatomie abbilden, die das innere mit dem äußeren, die vordere mit der hinteren Körperhälfte
harmonisch in Verbindung bringen wollte. Der Leser sollte durch eine systematische Einteilung des
Körpers in Regionen in die Lage versetzt werden, den menschlichen Körper gleichsam wie in einem
Atlas standardisiert zu durchwandern. Variationen und Pathologien stellte Nuhn weder dar, noch ging
er auf diese ein. (Bildquelle: Nuhn A, Chirurgisch-anatomische Tafeln, Tafel 29
▶ https://digi.ub.uni-heidelberg.de/diglit/nuhn1846/0093/scroll)

Einige seiner Kollegen hatten ein eher angespanntes Verhältnis zu Nuhn, der fast 40 Jahre in der Heidelberger Anatomie unterrichtete. Nuhn stellte nicht nur deren didaktischen Methoden infrage, sondern hielt auch ohne Absprachen konkurrierende Vorlesungen. Weiterhin benötigte er einige der sowieso immer in zu geringerer Anzahl vorhandenen Leichname für seine Buchillustrationen und wollte zudem die – üblicherweise dem Institutsdirektor vorbehaltenen – Sammlungspräparate im Unterricht demonstrieren (Hoepke 1978). Drastische Worte fand Max Fürbringer (1846–1920) in seinen Lebenserinnerungen: Nuhn sei ein Banause, dem keiner besonders nachtrauern würde (UHB, HeidHs. 3473).

Trotz dieser Meinungsverschiedenheiten definierte Nuhn bereits das später durch Hermann Braus aufgenommene und heute selbstverständliche Ziel des anatomischen Unterrichts: Er wollte anhand von Leichnamen „Erkenntniss und Verständniss des Baues des menschlichen Körpers und Orientierung im lebenden Menschen" anregen (Nuhn 1882).

Anton Nuhn ließ seine Illustrationen durch Franz Xaver Wagner (1810–1859) erstellen. Wagner war seit Juli 1833 an der Heidelberger Universität angestellt. Sein großes Talent wurde schon in jungen Jahren sichtbar; bereits als 18-jähriger zeichnete er für den Universitätsmaler Jacob Wilhelm Christian Roux (1771–1830) im Auftrag Friedrich Tiedemanns (1781–1861), der von 1816 bis 1849 als erster hauptamtliche Anatom in Heidelberg die Geschicke des Instituts leitete, Abbildungen über die menschliche Anatomie. Im Jahr 1830 ging Wagner nach München, um dort die Malerakademie zu besuchen. Nachdem Roux, der von 1819 an Professor für anatomische Zeichenkunst an der Heidelberger Universität war, im August 1830 verstarb, wurde Wagner freigestellt. Er kam nach Heidelberg zurück und belegte Anatomie Vorlesungen bei Tiedemann, um sich intensiv für insgesamt zwei Semester mit dem menschlichen Körper beschäftigen zu können[4].

Mutmaßlich im Jahr 1837 wechselte Wagner an die Universität in Freiburg. Grund dieser Veränderung war sicherlich auch ein großer Unmut über die Bedingungen, unter der Wagner in Heidelberg arbeiten musste. Zwei Mal schrieb er einen Brief direkt und unter Umgehung seines Vorgesetzten Tiedemann an den Akademischen Rat mit der Bitte um Klärung seiner misslichen Situation. Zu Beginn seiner Anstellung bezog er ein durch Tiedemann vorgeschlagenes Jahresgehalt von 200 fl, doch nach einigen Jahren erschien Wagner dieses zu gering; Roux bekam vor seinem Tod doppelt so viel. Darüber hinaus mutete ihm seine Stellung geringgeschätzt, er fühlte sich durch Tiedemann gegängelt und gedemütigt, denn seine Stelle würde ihn „kaum über den untergeordnetsten Diener der Universität erheben"[5]. Da er keinen Urlaub nehmen konnte, um Studierende entgeltlich zu unterrichten, konnte er sein Gehalt nicht aufbessern. Weiterhin war sein Anstellungsdekret völlig unverbindlich formuliert und schließlich wollte ihn Tiedemann in ein Korsett von offiziellen Instruktionen zwängen, die einen sehr genauen Rahmen für sein Handeln aufstellen sollten. So sah Tiedemann vor, ausschließlich Gegenstände auf dem anatomischen Theater zeichnen zu lassen, „wel-

---

4   Vgl. UAF A 28/92.
5   Vgl. UAH PA9929, Brief Wagner.

che der Director des anatomischen Instituts vorlegen wird". Tiedemann wollte die genaue Stunde vorgeben, wann er dies zu erledigen hatte, ein zusätzliches Honorar nur dann genehmigen, wenn eine Zeichnung für eine Veröffentlichung vorgesehen wurde[6]. Wagner wollte sich dem „Diktat" des akkuraten Anatomen, welcher über die Beschwerdebriefe Wagners hinter seinem Rücken nicht begeistert war, nicht beugen. Der Arbeitsplatzwechsel war nur eine Frage der Zeit. Den anderen Heidelberger Anatomen hielt Wagner noch jahrelang die Treue. Für Tiedemanns Schwiegersohn Vincenz Fohmann (1794–1837), dieser war von 1819 bis 1826 Prosektor, bevor er Lehrstuhlinhaber in Lüttich wurde, illustrierte er Publikationen über das Saugader System[7]. Friedrich Arnold (1803–1890), der von 1852 bis 1873 das Institut leitete, ließ Wagner sein Werk über den von ihm entdeckten Ohrknoten und über den Feinbau des Auges illustrieren. Auch fertigte er für Theodor Bischoff, (1807–1882), ein anderer Schwiegersohn Tiedemanns und Anatom einige Illustrationen an. Theodor Kobelt (1804–1857), der von 1834 bis 1841 als Prosektor für Tiedemann arbeitete, schätze die Zusammenarbeit mit Wagner sehr. In seinem Buch über die „Männlichen und Weiblichen Wollust-Organe des Menschen und einiger Säugethiere" bedankte er sich ausdrücklich bei dem „rühmlichst bekannten Künstler, … dessen Dexterität und Sincerität, für die Wahrheiten Darstellung bürgen" (Kobelt 1844). Nicht in allen Büchern wurde Franz Wagner als Zeichner jedoch diese Aufmerksamkeit zuteil. So schrieb zum Beispiel der Verlag Prell Fuessli aus Zürich 1834 in ihrem „Prospectus" zwar über „einem der ersten Künstler in diesem Fache", welcher „in Kreidemanier auf Stein gezeichnete Tafeln" erstelle, doch namentlich erwähnte man Wagner nicht.

Weitere, gekaufte Lehrtafeln widmen sich ausschließlich dem Aufbau des zentralen und peripheren Nervensystems. Die „Neurologischen Wandtafeln zum Gebrauche beim klinischen, anatomischen und physiologischen Unterricht" wurden von den Ärzten Adolf von Strümpell (1853–1925) und Christfried Jakob (1866–1956) im Jahr 1897 im Lehmanns Verlag, München publiziert. Die immer noch sehr farbenfrohen Illustrationen wurden aus dem „Atlas des gesunden und kranken Nervensystems" extrahiert und im Jahr 1926 durch Friedrich Müller und Hugo Spatz neu aufgelegt. Hier korrigierte man Irrtümer in der Darstellung und fügte weitere 32 Illustrationen hinzu. Ursprünglich brachte man farbgedruckte Tafeln in den Größen 80×110 cm und 160×220 cm auf den Markt, in Heidelberg existieren nur noch insgesamt vier dieser dreizehn auf Pappe aufgezogene Tafeln (◨ Abb. 1.8). Um die Abbildungen ohne störende Beschriftungen im Hörsaal verwenden zu können, konzipierten Müller und Spatz in der Neuauflage ein Begleitheftchen, in welchem die Abbildungen verkleinert, beschriftet und mittels Perforationen aus dem Heft herauszulösen waren. Nun konnte man sie bei Bedarf auf die Zeichnung kleben, ohne dass Schriftzüge oder Striche auf dem Original das Auge ablenkten (◨ Abb. 1.9).

Die Abbildungen in der Originalveröffentlichung beschreiben, entweder am ganzen oder in Scheiben zerlegten Gehirn, zum Beispiel die topografische und

---

6 Vgl. UAH PA9929, Instruction Tiedemann.
7 Heute wird das Saugader System als Lymphatisches System bezeichnet.

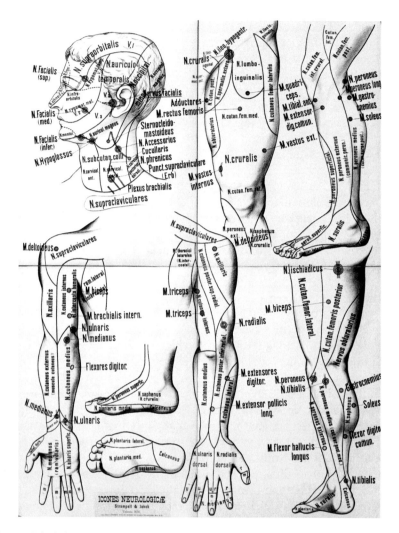

Abb. 1.8 Die dreizehnte Tafel der Icones Neurologicae aus dem Atlas von Strümpell und Jakob illustriert auf insgesamt acht einzelnen Zeichnungen ausgewählte, wichtige Innervationsgebiete einiger sensiblen und motorischen Nerven nebst den in unmittelbarer Nähe liegenden Muskeln. Nervenaustritts- bzw. -teilungsstellen sind mit Kreisen, die von einem Ring umgeben sind, gekennzeichnet. Die Größe des Kreises gibt Auskunft über die Kalibergröße der jeweiligen Nerven. Die Muskeln sind mit einem einfachen Kreis gekennzeichnet.

Links oben sind Nerven aus dem Kopf-Hals Bereich, daneben die vom linken Ober- und Unterschenkel, der Betrachter schaut hier auf die Außenseite des Beines. In der unteren Bildhälfte sind die Innervationsgebiete der oberen Extremitäten von vorne und von hinten gezeigt, zwischen den Armen dargestellt wurden die Fußsohle und der Innenknöchel, rechts daneben das rechte Bein von hinten mittig gezeichnet.

Die Tafeln konnten gefaltet und praktisch transportiert werden. Die somit in vier Teilen gedruckten und auf dünner Leinwand aufgezogenen Einzelbilder waren am oberen Rand mit kleinen, klappbaren Aufhängern versehen, die es ermöglichten, die Illustrationen flexibel zu befestigen. An den Heidelberger Tafeln fehlen leider einige der Aufhänger. (Bildquelle: Wandtafel aus dem Institut für Anatomie und Zellbiologie, Heidelberg)

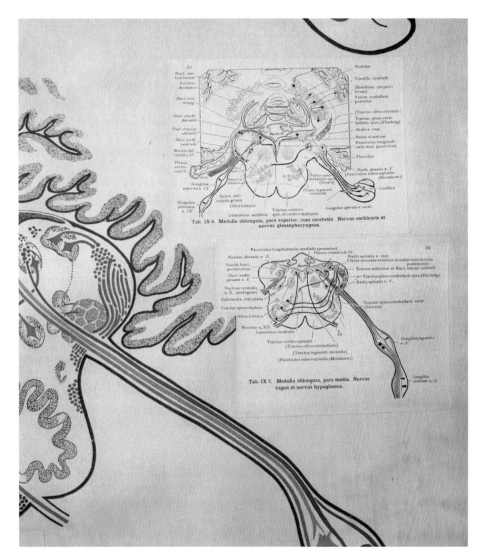

🔲 **Abb. 1.9** Die Legenden lagen sortiert nach Tabellen Nummern und Seitenzahl vor. Schwarz-Weiß gehalten lenken sie den Blick nur auf die Namen der Strukturen, legen Schwerpunkte für die Lernenden. Auf dem vorliegenden Bild sind Querschnitte vom Rückenmark, Nervenknoten, Kerne und Hirnnerven dargestellt. Die untere Legende wurde aus unbekanntem Grund eingekürzt. (Bildquelle: Wandtafel aus dem Institut für Anatomie und Zellbiologie, Heidelberg)

funktionelle Einteilung, die Lage der Hirnnerven, Nervenfasertrakte, Schemata der motorischen und sensiblen Nervenverläufe und gehen auf die Innervationsgebiete der peripheren Nerven ein.

1

1.3 Die biologische Anatomie – Bewegung gegen Widerstand

Im Jahr 1921 erschien der erste Band der „Anatomie des Menschen. Ein Lehrbuch für Studierende und Ärzte." Hermann Braus (1868–1924), der von 1912 bis 1921 Leiter des Anatomischen Instituts war, bevor er nach Würzburg wechselte, rief damit sicherlich bewusst und deutschlandweit Kontroversen aus. Ausdrücklich wendete er sich mit dieser Publikation von der tradierten anatomischen Lehre ab und legte nun den Schwerpunkt auf die allumfassende und lebendige Funktionsanatomie des Menschen. Neben den üblichen Abbildungen aus der Deskriptiven Anatomie wie Zeichnungen von anatomischen und pathologisch veränderten Präparaten implementierte Braus ebenso Fotos und Grafiken. Röntgenbilder und Filmvorführung waren regelhaft in seinem Unterricht eingebunden (Elze 1921). Es gab zu dieser Zeit sogar eigens einen Raum in der Heidelberger Anatomie, der für Projektionen eingerichtet wurde.

Dieser Ansatz war einigen Kollegen zu radikal; in ihren Buchbesprechungen wurde das Buch über den Bewegungsapparat des Menschen regelrecht zerrissen. Den einen erschien es gänzlich unübersichtlich; es vernachlässige die anatomischen Grundlagen oder nötige den Lesern zu viel Eigeninitiative ab. Den anderen erschien die Konzeption ungeschickt, um einen Umschwung in der Lehre herbeizuführen (Eggeling 1922; Eisler 1921). Hermann Stieve (1866–1952) sprach wohl als einer der schärfsten Kritiker davon, dass die Darstellungen von Braus breit und ermüdend seien, und „sich vielfach in teilweise stark teleologisch angehauchte Plaudereien" verlieren würden, das Buch sei „für den Anfänger wie für den Studenten überhaupt ungeeignet". (Stieve 1921). Bereits drei Monate nach dem Erscheinen seiner Rezension lag eine Gegendarstellung der Studierenden aus Heidelberg vor. Im „Praemedicus", ein Beiheft der Deutschen Medizinischen Wochenschrift, verteidigten sie ihren Lehrer vehement. Sie protestierten gegen das Vorurteil Stieves, dass sie nicht in der Lage seien, „ein Buch zu lesen und geistig zu verarbeiten"; sie wollten den Menschen einheitlich und „harmonisch funktionierend" begreifen und rechneten es Braus sehr hoch an, dass er „grade das Nebeneinander von Form und Funktion" durch seinen neuartigen Ansatz anrege und das „wahre Verständnis" fördere.

Curt Elze (1885–1972), unter Braus als Prosektor angestellt, verteidigte ebenfalls die revolutionär-didaktische Strategie von Braus und verwies auf die große Dynamik des Buches, in welchem nicht das Zusammen*liegen*, sondern vielmehr das Zusammen*wirken* der Teile beschrieben werde. Die Arbeit an der Leiche betrachtete er nicht mehr als Forschungsgegenstand, sondern degradierte diese nur noch als „Hilfsmittel", um Strukturen und Funktionen des lebendigen Menschen zu unterrichten (Elze 1921).

Fast acht Jahre bevor das Buch publiziert wurde, führte Braus bereits, „von der badischen Unterrichtsverwaltung großherzig gefördert" den Unterricht nach seinen neuartigen und gleichermaßen umstrittenen Methoden durch (Braus 1921): Er führte kolloquiumsähnliche Seminare durch, in denen sich die Studierenden, flankierend zu den Vorlesungen, durch das Studium an vorgefertigten Präparaten die Grundbegriffe der Anatomie (die „Gestaltungsfunktion") in Relation zur Physiologie (die „Betriebsfunktion") erarbeiten mussten. Sein Lehrbuch baute somit auf einen großen Fundus an Vorwissen auf.

Alte Fotos, die nach Systemen wie „Bewegungsapparat, Nervensystem, Entwicklung" sortiert und in Ordnern auf Pappe geklebt wurden, können helfen, die Schwerpunkte der „lebendigen Anatomie" nachzuvollziehen. Die ältesten dieser Ordner wurden bei der Firma Leitz erworben und stammen aus dem 1920er Jahren. Auf Agfa Papier entwickelte Schwarz/Weiß Fotos zeigen Kontaktabzüge von noch zum Teil noch vorhandenen Glas-Diapositive. Auch diese wurden wie die Lehrtafeln zur Vorauswahl für die Vorlesung als kleine, einige Zentimeter große Fotografien vorgehalten. Diese Methode wurde so auch in anderen Universitäten praktiziert (Holstein 2020). Die exakte Datierung der Fotoabzüge fällt schwer, denn es gibt unterschiedliche Referenz Foto Sammlungen, die das verwendete Foto Papier, Agfa Brovira und Agfa Lupex, in jeweils unterschiedliche Verwendungszeiträume einordnen. Sehr wahrscheinlich stammt es aber aus den 1940er Jahren und wurde vor dem Krieg erworben. Lupex Papier wurde oft als „Kontaktpapier" verwendet, um direkte Kopien zu erstellen. Die Motive auf den Fotos fanden bereits durch Braus in dessen 1921 erschienenen Anatomie Lehrbuch Verwendung.

Insgesamt 98 Fotos zum Thema Bewegungsapparat befinden sich in dem Ordner, sie zeigen zum größten Teil das oberflächliche Muskelrelief eines „muskelkräftigen, sehr mageren" älteren Mannes, wie Braus ihn im Lehrbuch treffend bezeichnet. Die Aufnahmen zeigen den schlanken Mann meist in der Halbnahen, Nahe oder, eher selten, in Großaufnahme: Zu sehen ist zum Beispiel der nackte, muskuläre Oberkörper, dann wieder ist die Kamera näher herangeführt und lenkt den Blick auf einzelne Muskelpartien wie die Beugemuskulatur am Oberarm oder die Brustmuskulatur. Einige Fotos aus dem Album finden sich auch im Buch wieder. Hier wurden jedoch zusätzlich, gekennzeichnet durch kleine Kreise, Muskeln und Knochen Tastpunkte markiert. Die Komposition wirkt, nach heutigen Gesichtspunkten betrachtet, zum Teil unangemessen: Auf einigen Bildern werden zum Beispiel Strukturen am Arm erklärt, jedoch ist der Rest des Körpers komplett nackt und entblößt unnötiger Weise die Geschlechtsteile des Mannes. Auf einigen wenigen Fotos wurden mit zusätzlichen Hilfsmitteln wie zum Beispiel einem Stuhl oder einem Gewehr zum Thema passende Körperhaltungen vorgeführt. Die Posen auf den Fotos haben nichts Natürliches; sie erinnern manchmal an Bodybuilder Posen, oder auch an Akrobaten, die ihre Glieder verrenken, um dem Betrachter zu zeigen, in welche Extrem-Positionen der Körper gebracht werden kann.

In einer imaginären Reihe unterschiedlicher Bewegungen frieren sie eigentümlich eine gewählte Position ein und vervollständigen so die im Lehrbuch in wenigen Tabellen festgehaltenen Informationen (◘ Abb. 1.10a–d). Für den Laien vielleicht nur als interessantes und scheinbar objektives Bildobjekt erfassbar, mussten die Fotos durch die Studierenden in Kombination mit dem Lehrbuchtext oder gesprochenem Wort in der Vorlesung ausgewertet, und mit ihren gewonnenen Erkenntnissen aus dem Präparationskurs abgeglichen werden. Nur so wurden sie vom „Bildobjekt" zum „Arbeitsobjekt" und verwiesen auf ihre eigentliche didaktische Funktion (Heßler 2006). Als dynamisches „Erkenntnis-Werkzeug" doku-

1

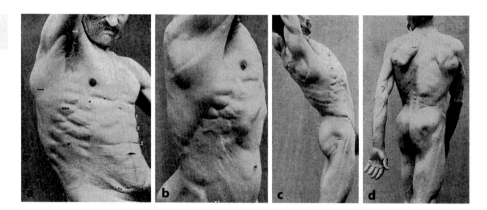

◧ Abb. 1.10 Die hier gezeigten Fotos verwendete Braus, um verschiedene Facetten des vorderen Sägemuskels darzustellen. Abgebildet wurde jeweils derselbe ältere Herr mit stark ausgeprägtem Muskelrelief. Auf **a** und **b** werden die Lagebeziehung zu anderen Muskeln demonstriert, der rechte Arm wurde dazu über die Horizontalebene angehoben. Die Fotos **c** und **d** illustrieren die Funktionseinheit des Sägemuskels mit anderen, ihn umgebenden Muskeln.
Braus inkludierte diese Fotos, um anatomische Strukturen auf die Hautoberfläche zu projizieren und somit eine Brücke zum klinischen Bezug zu schlagen. Auch heute noch wird die „Anatomie an Lebenden" gelehrt, allerdings hat sich daraus in der Regel ein eigenes, umfangreicheres Seminar Format entwickelt, in welchem die Topografie lediglich ein Teil des Curriculums darstellt. (Bildquelle: Anatomie Lehrbuch von Hermann Braus, Anatomie des Menschen, Erster Band, 1921, **a** Seite 180, Abb. 106; **b** Seite 174, Abb. 101; **c** Seite 137, Abb. 86; **d** Seite 137, Abb. 87)

mentierten sie Abläufe – ohne diese explizit in einem Lehrbuch abbilden zu können – und verlieren so ihren statischen „Zeige-Charakter" (Mersch 2006).

Die Kritik von Hermann Stieve, dass die für den angehenden Arzt notwendigen Informationen nicht knapp zusammengefasst präsentiert werden, ist in Teilen sicherlich berechtigt. Der Leser muss sich Ursprung, Ansatz, Innervation und Funktion der Muskulatur eigenständig unter Zuhilfenahme des Fließtextes und den Abbildungen zusammensuchen: Zu Anfang eines jeden Kapitels findet sich eine Auflistung der Muskeln mit Ursprung und Ansatz, im folgenden Text werden die einzelnen vorab gestellten Informationen ausführlich und in äußerst blumiger Sprache erläutert, die Bewegungsmuster manchmal mit klinischem Bezug ergänzt. Darauf folgt nach jedem einzelnen Muskel dessen Innervation und Blutversorgung.

Ein Muskel wie zum Beispiel der M. serratus anterior (der vordere Sägemuskel), wird in heutigen Lehrbüchern in zwei bis drei Sätzen mit einem Bild, vielleicht ergänzt durch einen Hinweis auf eine Tabelle, vorgestellt. Braus beleuchtet in 122 Zeilen, verteilt über fünf Seiten, unterbrochen durch zwei Abbildungen, alle Facetten dieses Muskels. Hierbei verweist er auf insgesamt neun anatomische Illustrationen, eine künstlerische Zeichnung und vier Fotos, die im Buch verteilt aufgesucht werden müssen. Auf einige Abbildungen verweist er sogar bis zu sechs Mal. Aus heutiger Sicht könnte dieses Konzept nicht erfolgversprechend im Unterricht Verwendung finden; die Seh- und Lesegewohnheiten haben sich zu sehr von den damaligen entfernt.

Erstellt wurden die Fotos sehr wahrscheinlich durch Charlotte Ziesmer (1893–1974). Sie besuchte in der Zeit von 1914 bis 1916 die Photographische Lehranstalt des Lette Vereins in Berlin. Im Oktober 1890 wurde der Ausbildungsgang mit nur 13 Schülerinnen eröffnet. Er gehörte zum „Verein zur Förderung der Erwerbstätigkeit des weiblichen Geschlechts", welcher im Jahr 1866 durch Wilhelm Adolf Lette (1799–1868) gegründet wurde. Lette gründete diese Berufsbildungsanstalt in der Hauptsache für Frauen, um sie „unabhängig in das Leben hineinzuführen" und ihnen eine gleichberechtigte Stellung in der Gesellschaft gewährleisten zu können (Hauff 1928). Junge Damen, später auch Herren, konnten hier eine Ausbildung in kaufmännischen, hauswirtschaftlichen oder später auch technischen Ausbildungsgängen aufnehmen.

Die Photographische Lehranstalt beteiligte sich auch an überregionalen Ausstellungen, wie der Weltausstellung in St. Louis 1904 oder der „Allgemeinen Deutschen Photographischen Ausstellung", die vom 14. bis 18. Juli 1912 in der Heidelberger Stadthalle stattfand. Hier wurden insgesamt fünf Fachgruppen präsentiert, darunter auch die „Wissenschaftliche Fotografie", in welcher alle wissenschaftliche Institute der Universität vertreten waren[8]. Die Berliner Schule erhielt hier den Ehrenpreis der Universität und eine goldene Plakette zugesprochen (Hauff 1928).

Das Curriculum der Photographischen Lehranstalt sah unter anderem vor, die Teilnehmerinnen im Zeichnen, sowohl in der Fotografie und Retusche als auch in Reproduktionsverfahren, der Röntgenologie und in Buchführung oder englischer Konversation zu unterrichten. Zum Lehrplan wurden später auch photochemische und photomechanische Verfahren oder Mikrophotographie, histologische Techniken und Metallografie aufgenommen. Charlotte Ziesmer konnte bereits von einem sehr umfangreichen Curriculum profitieren. Sie wurde im Jahr 1916 die erste professionelle Fotografin in der Anatomie und konnte Braus, der an modernen Medien sehr interessiert war, mit der Erstellung und Vervielfältigung von Fotos, Filmen und Röntgenaufnahmen in Forschung und Lehre unterstützen. Übernahm sie zeitweilig zusätzlich auch die gesamte Schreibarbeit für das Institut, wurde Ziesmer nach einem weiteren Lehrgang Technische Assistentin und bildete junge Kolleg*innen im Institut in der Anfertigung von histologischen Präparaten aus.

Auch setzten die durch August Vierling erstellten Illustrationen neue und hohe Maßstäbe, denn auch sie waren geprägt von einer neuen Wissenschaftlichkeit, die Abläufe im Sinne von Infografiken implementierten und neue Anforderungen an den Lernenden stellten (◻ Abb. 1.11a–c). Sie sollten die anatomische Lehre auch noch nach dem Studium als „lebendige Wissenschaft von der Form des Lebenden" interessant erscheinen lassen (Pietsch 1921).

---

8 Vgl. Chronik der Stadt Heidelberg 1912.

1

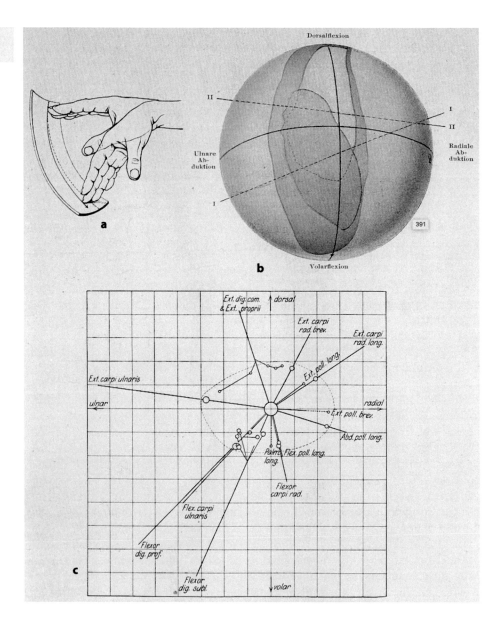

a

Dorsalflexion

II

I

II

Ulnare
Ab-
duktion

Radiale
Ab-
duktion

I

391

b   Volarflexion

Ext. dig. com.
& Ext. proprii   ↑ dorsal

Ext. carpi
rad. brev.

Ext. carpi
rad. long.

Ext. poll. long.

Ext. carpi ulnaris

ulnar   radial

Ext. poll. brev.

Abd. poll. long.

Palm. Flex. poll. long.
long.

Flexor
carpi rad.

Flex. carpi
ulnaris

Flexor
dig. prof.

c

Flexor
dig. subl.   ↓ volar

◀ ◘ **Abb. 1.11   a–c** „Verkehrsfläche des Handgelenkes (Bahnkugel)."
Die Abbildung zeigt drei unterschiedliche Illustrationen, die sich inhaltlich aufeinander beziehen und die Bewegungsmöglichkeiten des Handgelenks erklären.
Ausgehend von der Zeichnung **a** werden die Inhalte immer komplexer. **a** zeigt den Drehpunkt des Handgelenks in seitlicher Betrachtung. Hier bezieht sich die gestrichelte Linie auf den Meridian der Abbildung **b**. Diese zeigt die sogenannte Bahnkugel, welche kompakt alle Bewegungsmöglichkeiten des Handgelenks darstellt. Rot steht hier für das rumpfnahe, violett für das rumpfferne Gelenk, mit blau wird die aus beiden zusammenwirkenden Gelenken kombinierte Bewegung angedeutet. Die Abbildung **c** rekurriert auf **b** und demonstriert die Muskeln, welche in Beziehung zu diesem auf das gesamte Gelenk wirken. Der große Kreis ist hier das Zentrum der Bahnkugel aus der Abbildung **b**, die strahlenförmig gezeichneten Striche markieren die beteiligten Muskeln. Ihre Länge zeigt die Länge der Muskeln in Relation zum Gelenk, die kleinen Scheiben die Entfernung der Sehne zum Zentrum des Gelenks an. Die jeweilige Bewegungsrichtung der Muskeln kann an der Lage des Striches abgelesen werden.
Jedes Quadrat hat eine Kantenlänge von einem Zentimeter. Die Zeichnungen **b** und **c** können nachvollzogen werden, wenn man die eigene Hand mit der Innenfläche nach oben vor sich ausstreckt.
Die hohe Komplexität der Gesamtabbildung fordert dem Betrachter, neben guter räumlicher Vorstellungskraft, anatomische Kenntnisse über den Knochenbau des Gelenks, die betreffenden Muskeln und deren genaue Lage ab. Darüber hinaus wird selbstverständlich vorausgesetzt, dass die anatomische Nomenklatur beherrscht wird, Braus wird ein medizinisches Fachpublikum und nicht den interessierten Laien angesprochen haben.
Wie ist der hier gezeigte abgedeckte Inhalt zu bewerten? Sicher findet man die Abbildung **a** so oder ähnlich in jedem aktuellen Anatomiebuch. Die beiden anderen jedoch würden heute eher in Fachliteratur zur Handrehabilitation oder Handchirurgie zu finden. Um als Abbildung den makroskopischen Präparationskurs zu begleiten, ist die dargestellte Information zum Beispiel aus der Zeichnung **b** und **c** zu detailliert, ja sogar unübersichtlich und damit für einige Leser vielleicht sogar unverständlich. Zu viele Inhalte werden kombiniert, die für den beginnenden Medizinstudierenden keine Bedeutung haben. (Bildquelle: Anatomie Lehrbuch von Hermann Braus, Anatomie des Menschen, Erster Band, 1921, Seite 391, Abb. 200)

Überwogen in vielen Anatomie Büchern bis dahin noch Zeichnungen, die statische Strukturen wie bearbeitete menschliche Präparate zeichnerisch umsetzten, wählte Braus, wo immer es ging, eine dynamische Ausdrucksweise. Strichdiagramme, Diagramme mit einfachen Umrisszeichnungen, Schemata, realistisch anmutende Zeichnungen von Präparaten in verkleinertem Maßstab und didaktisch verbesserte Zeichnungen wurden durch den Zeichner Vierling kombiniert und meisterhaft umgesetzt. Skizzenartig verhalfen schwarze Pfeile, Faserrichtungen oder Bewegungen, biomechanische Prinzipien anzudeuten. Das Prinzip der biologischen Anatomie konsequent umsetzend, forderten diese dynamischen Bilder lange Untertitel ein, um tradierte Sehgewohnheiten überwinden zu können.

Die wahrscheinlich eigentliche Leistung des Lehrbuches liegt in der Kombination von lebendiger Bewegung, hier durch Fotos zum Ausdruck kommend, mit der illustrierten Erkenntnis einer zu überkommenen Leichen Anatomie. Diese didaktische Verknüpfung schafften Braus, Ziesmer und Vierling nur durch eine enge Zusammenarbeit: Ziesmer fror vorgegebene Bewegungen fotografisch ein und Braus wusste aus eigener Anschauung und Interpretationen wichtiges von unwichtigem zu extrahieren. Er generierte ein virtuelles Modell, welches am Ende durch Vierling in einer Zeichnung umgesetzt wurde, die wiederum auf die von Ziesmer festgehaltene Bewegung rekurrierte.

1

Die Verschiebung der Grenzen konnte nur umgesetzt werden, weil alle Beteiligten hervorragende Zusammenarbeit leisten mussten, um mögliche Fehlerquellen und Übertragungsfehler zu umgehen. Diese Zeichnungen fungierten nicht mehr als Abbild einer Realität, denn diese wurden ja durch die Fotografien angedeutet, sondern Braus und Vierling erzeugten neue Abbildungsformen für den Erkenntnisgewinn – die anatomische Illustration als Mitteilungsorgan, welches wie ein Präparat oder Text intensiv studiert und verstanden werden musste (Larink 2013).

Trotz aller zeitgenössischer Zweifel und Kritik war Hermann Braus sicherlich ein Visionär: Viele Lehrbücher implementierten seit seinem Buch anatomische Informationen im funktionellen Verbund (Herrlicher 1953). Auch die Verwendung von Fotos und Röntgenbildern markierte die Abwendung von statischen Bildern, hin zu einem möglichst bewegten, somit „naturnahen" Bild in der Lehre, welches dem Lernenden Inhalte unterschiedlicher Quellen zur Verfügung stellt (Peters 2010). Einige Techniken seiner Bildkompositionen gehören heute zum Standard vieler Lehrbücher und ermöglichen den Lernenden komplexe Zusammenhänge ikonographisch zu erfassen.

Literatur

Gedruckte Quellen

Bourgery JM, Jacob NH (1843) Anatomie Élémentaire en 20 planches format grand colombier, representant chacune un sujet dans son entire a la proportion de demi-nature; formant un manuel complet d'anatomie physiologique. Société Encyclographique des sciences médicales, Brüssel

Braus H (1921) Anatomie des Menschen. Ein Lehrbuch für Studierenden und Ärzte. Erster Band. Bewegungsapparat. Julius Springer, Berlin

Doll S (2013) Lehrmittel für den Blick unter die Haut. Präparate, Modelle, Abbildungen und die Geschichte der Heidelberger Anatomischen Sammlung seit 1805. Dissertation, Universität Heidelberg

Eggeling H (1922) Bücherbesprechung. Anat Anz 55:95–96

Eisler P (1921) Dtsch med Wschr 47:1139

Elze C (1921) Die programmatische Bedeutung einer neuen Anatomie des Menschen. Die Naturwissenschaften: Organ der Gesellschaft Deutscher Naturforscher und Ärzte 43:872–875

Hauff L (1928) Der Lette-Verein in der Geschichte der Frauenbewegung. Eine Chronik. Jastrow Buchhandlung, Berlin, S 142–144, 169, 429–430

Heßler M (2006) Wissenschaftsbilder als „Bildobjekte". In: Heßler M (Hrsg) Konstruierte Sichtbarkeiten. Wissenschafts- und Technikbilder seit der Frühen Neuzeit. Wilhelm Finke, München, S 34–36

Herrlicher R (1953) Wandlungen im anatomischen Unterricht seit Hermann Braus. Sudhoffs Archiv für Geschichte der Medizin und der Naturwissenschaften 37:266–277

Hildebrand R (1988) Un beau monument iconographique de la science de l'homme: Der Traité complet de l'anatomie de l'homme des Anatomen Jean Marc Bourgery und seines Zeichners Nicolas Henri Jacob. Medizinhist J 23:291–318

Hildebrand R (1994) Ein menschliches Bild vom Menschen? Prolegomenon zu einem Wandel des Menschenbildes in der Anatomie. Sudhoffs Arch 78:129–153

Hoepke H (1978) Aus der geschichte der Heidelberger Anatomie. Stellungnahme Henles zu dem Gesuch des Prosektors Nuhn um das 2. Ordinariat der Anatomie. In: Vorstand der Vereinigungen der Freunde der Studentenschaft der Universität Heidelberg e. V. (Hrsg) Ruperto Carola, Bd 61. Heidelberg, S 26–31

Holstein AF (2020) Ein anderes Anatomiebuch. Freundes- und Förderkreis des Universitätsklinikums Hamburg-Eppendorf e. V., S 196

Lanz T, Wachsmuth W (2003) Praktische Anatomie. Bein und Statik. Sonderausgabe. Springer, Berlin, S 22

Larink W (2013) Bilder vom Gehirn. Bildwissenschaftliche Zugänge zum Gehirn als Seelenorgan. Akademie, Lüneburg, S 19–27

Mersch D (2006) Naturwissenschaftliches Wissen und bildliche Logik. In: Heßler M (Hrsg) Konstruierte Sichtbarkeiten. Wissenschafts- und Technikbilder seit der Frühen Neuzeit. Wilhelm Finke, München, S 405–420

Mühlenberend S (2019) Ècorchè – Ein Modellkonzept für Kunst und Wissenschaft. In: Doll S, Widulin N (Hrsg) Spiegel der Wirklichkeit. Springer, Berlin, S 37

Nuhn A (1846) Chirurgisch-anatomische Tafeln. Friedrich Bassermann, Mannheim, Tafel, S 29

Nuhn A (1856) Erklärungen der Chirurgisch-anatomischen Tafeln. Friedrich Bassermann, Mannheim, S 151

Nuhn A (1882) Lehrbuch der practischen Anatomie als Anleitung zu dem präparieren im Secirsaal. Ferdinand Enke, Stuttgart, S 2–3

Peters K (2010) Für Ärzte und Künstler. In: Krüger K, Crasemann L, Weiß M (Hrsg) Um/Ordnungen. Fotografische Menschenbilder zwischen Konstruktion und Destruktion. Wilhelm Fink, München, S 47–60

Pietsch M (1921) Zu Herrn Steves Kritik über „Hermann Braus-Anatomie des Menschen, I Bd" in Nr. 29 der M. m. W. vom 22. VII. 1921. DMW 43:1316

Stieve H (1921) Hermann Braus: Anatomie des Menschen. 1. Band. Bewegungsapparat. Münch med Wschr 29:922

Strümpell A, Jakob C (1926) Bilder zur makroskopischen Anatomie des Gehirns und zum Bahnenverlauf. Neuauflage von Müller F, Spatz H. J.F. Lehmans, München, S III–IV

Archivalische Quellen

UBH = Universitätsbibliothek Heidelberg
UAF = Universitätsarchiv Freiburg
UAH = Universitätsarchiv Heidelberg
UBH
HeidHs 3437: Lebenserinnerungen von Max Fürbringer, undatiert
UAF
UAF 28/92: Bewerbung Franz Wagner, undatiert
UAH
PA9929, Brief von Franz Wagner an Großherzoglichen Hohen Academischen Senat, 11.3.1836
PA9929, Vorschlag von Tiedemann für eine „Instruction" an den Maler Wagner, 3.1.1837

Internetquellen

Chronik der Stadt Heidelberg, 30.3. 16:00 Uhr. ▶ https://doi.org/10.11588/diglit.2736

Anatomische Didaktik

Die Schule des Sehens: Anatomisches Zeichnen und Modellieren als didaktische Methode

Henrik Eßler

Inhaltsverzeichnis

© Der/die Autor(en), exklusiv lizenziert an Springer-Verlag GmbH, DE, ein Teil von Springer Nature 2023
S. Doll und K. Nolte (Hrsg.), *Der Medizinische Blick in sammlungshistorischer Perspektive*, https://doi.org/10.1007/978-3-662-64192-7_2

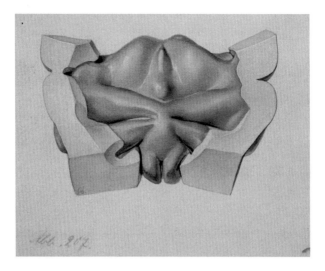

□ Abb. 2.1   Entwicklung der Schlundtaschen, 150-fach vergrößert. Zeichnung von August Vierling, 1926. (Quelle: Universitätsbibliothek Heidelberg, Heid Hs 4132 I Ad 2)

„Bitte dies Bild recht vorsichtig zu behandeln, da es noch weiter gebraucht wird!" ist auf der Rückseite einer anatomischen Zeichnung zu lesen, die in der Heidelberger Universitätsbibliothek erhalten ist (Entwicklung 71, Heid Hs 4132 I Ad 2). Der handschriftliche Hinweis in leuchtender Farbe stammt von August Vierling (1872–1938), Universitätszeichenlehrer und Urheber der Arbeit, und wurde – so verrät die beistehende Datierung – am 20. März 1926 ergänzt. Es ist nicht der einzige Kommentar auf dem Täfelchen, eine Reihe weiterer Anmerkungen und Beschriftungen verraten Details zum Hintergrund des Vorgangs: Nicht nur erfahren wir den Gegenstand der Abbildung, die „Zungenentwicklung" des Embryos, sondern auch den Adressaten der Mitteilung, der die Annahme mit einem Stempel quittiert hat: „J. F. Bergmann Verlagsbuchhandlung München" (□ Abb. 2.1 und 2.2).

Der Münchener Wissenschaftsverlag war in jenem Frühjahr mit der Neuauflage eines bekannten Lehrbuchs beschäftigt: „Die Anatomie des Menschen", zuerst veröffentlicht von Friedrich Siegmund Merkel (1845–1919) zwischen 1913 und 1918. Die Überarbeitung des ersten Bandes übernahm einer seiner früheren Assistenten aus Göttinger Zeit: der Heidelberger Anatom Erich Kallius (1867–1935).[1] Auch seinen Namen finden wir auf der Rückseite der Zeichnung vermerkt. 1921 war er von Breslau dem Ruf an die renommierte Badener Universität gefolgt. Kallius galt nicht nur als Experte für die Entwicklung von Kehlkopf und Zunge, ihm wurde auch eine besondere künstlerische Neigung zugesprochen. In

---

1   Im völlig überarbeiteten Lehrbuch fand die Zeichnung als „Abb. 207" Eingang ins Kapitel „Grundzüge der Entwicklungslehre" (Merkel und Kallius 1927, S. 192).

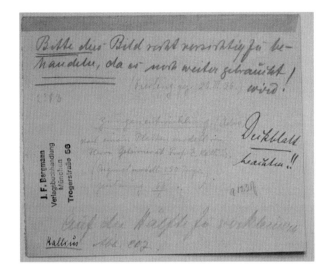

Abb. 2.2 Rückseite der Zeichnung mit den Angaben zur Reproduktion für das Lehrbuch. (Quelle: Universitätsbibliothek Heidelberg, Heid Hs 4132 I Ad 2)

Vierling, der bereits seit 1901 als Zeichner und Modelleur am Anatomischen Institut tätig war, fand er einen kongenialen Partner (Doll 2017, Nemec 2019).

Dass sich Kallius auch in der Lehrbuchgestaltung auf die Dienste seines Zeichners verließ, ist wenig überraschend. Ebenso, dass er seinem Spezialgebiet entsprechend insbesondere die Erneuerung der embryologischen Darstellungen im Sinn hatte. Mit den sogenannten Schlundtaschen zeigt Vierlings Zeichnung eine Struktur aus dem Entwicklungsstadium des Ungeborenen, die sich während der Embryogenese am Vorderdarm ausbildet. Zwischen den Kiemenbögen bilden sie das Pendant zu den außenliegenden Kiemenfurchen. Die Zwischenräume enthalten Entoderm, aus dem sich später verschiedene Organe entwickeln, unter anderem große Teile des Ohrs, der Schilddrüsen und die Gaumenmandeln.

Mit ihren fein gearbeiteten Schattierungen erreicht die Zeichnung Vierlings eine besonders plastische Wirkung, welche beim Erkennen der filigranen Strukturen behilflich war. Vierling hatte bereits in den vorangegangenen Jahren zahlreiche Abbildungen für Lehrbücher und Dissertationen, aber auch großformatige Wandtafeln für die Lehre angefertigt. Die Dimensionen der Lehrtafeln, die im Hörsaal von weitem zu erkennen sein mussten, hatten ihm eine proportionale Anpassung der Zeichnungen abgefordert. Um eine maßstabsgetreue Vergrößerung zu erreichen, griff Vierling hierbei auf verschiedene Umrechnungsmethoden zurück (Doll 2017, S. 52).

Für kleinformatige Darstellungen kam in der Zusammenarbeit mit Kallius nun ein bedeutsamer Vorbereitungsschritt hinzu. Darauf verweist ein weiterer handschriftlicher Vermerk auf der Rückseite des Bildes. Demnach war die Darstellung der Schlundtaschen „nach einem Plattenmodell von Herrn Geheimrat Prof. Kallius" erstellt worden (Entwicklung 71, Heid Hs 4132 I Ad 2). Unter seinem Vorgänger Hermann Braus (1868–1924) war den Zeichnungen eine spezielle Präparierung der darzustellenden Partien am Embryo vorangegangen. Kallius hingegen setzte mit der Wachsplattenrekonstruktion verstärkt auf ein neues Verfahren, das die „naturgetreue" Vergrößerung auch von kleinsten anatomischen Strukturen ermöglichte. Dabei handelte es sich um eine spezielle Modelliertechnik, mit der anhand von feinen Schnittserien vergrößerte Wachsplatten erstellt wurden. Im Anschluss wurden die einzelnen Wachsscheiben aufeinandergelegt und miteinander verschmolzen. Feinste, mit dem bloßen Auge kaum sichtbare Objekte lagen nun vergrößert im Modell vor (Doll 2014, S. 22–23).

Als Basis für diese Modelle fungierten histologische Schnittserien, von denen Kallius mit der Zeit eine umfangreiche Sammlung anlegte. Die darzustellenden Präparate, z. B. Embryonen, wurden nach der Vorbehandlung in Paraffin eingebettet und danach mit einem Mikrotom in feine Scheiben zerschnitten. Vierling vergrößerte die Serienschnitte mithilfe eines speziellen Mikroskop-Aufsatzes und eines Storchenschnabels. Die Zeichnung übertrug er zunächst auf Blaupapier und danach auf Wachsplatten, welche er mit einem heißen Messer entlang der Umrisse ausschneiden konnte.

Das zur Zeichnung gehörige Wachsplattenmodell ist in der anatomischen Sammlung nicht mehr erhalten. Eine Fotografie (◘ Abb. 2.3) zeigt hier das ebenfalls im Buch (Merkel und Kallius 1927, S. 192) veröffentlichte Modell zur Abbildung Nr. 206 (Anatomische Sammlung Heidelberg, Inv.-Nr. MP10). Es stellt die embryonalen Schlundtaschen im Maßstab 150 zu 1 dar. Für die Bleistiftzeichnung musste August Vierling die Darstellung wiederum auf 66 zu 1 reduzieren. Die Abbildung im Lehrbuch schließlich sollte „auf die Hälfte verkleinert" werden, wie dem Kommentar zu entnehmen ist (Entwicklung 71, Heid Hs 4132 I Ad 2). Der mühselige Weg über vier Stufen – vom Präparat über das Wachsmodell zur Zeichnung bis hin zur Reproduktion im Lehrbuch – offenbart einerseits den Konstruktionscharakter der Darstellung, deren Informationsgehalt über eine bloße Illustration hinausgeht. Andererseits wird die Verquickung der wissenschaftlichen mit der künstlerischen Ebene deutlich. Vierling erscheint nicht nur als ausführende Kraft, sondern ist Teil der wissenschaftlichen Praxis.

Kallius und Vierling war das bewusst. Wie Birgit Nemec aufgezeigt hat, förderte der Anatom sogar explizit die eigenständige künstlerische Forschung seines Mitarbeiters: „Vierling exzerpierte Fachliteratur, untersuchte Präparate, Fotos von Präparaten und von Modellen mit visuellen Mitteln und setzte seine Schlussfolgerungen in Zeichnungen und Modellen um" (Nemec 2019, S. 92). Ein bemerkenswerter Vorgang, der offenbar auch bei den übrigen Institutskollegen auf Akzeptanz traf. Hermann Hoepke (1889–1993), seinerzeit Assistent und späterer Nachfolger von Kallius, war in seinen Erinnerungen voll des Lobes für Vierlings Arbeit: „Wenn er sich mit dem Mikroskop nicht genügend Klarheit verschaffen konnte, fertigte er Modelle an und ruhte nicht, bis ihm alle Einzelheiten verständlich waren" (Hoepke 1976, S. 116).

In Hoepkes Ausführungen findet sich eine weitere bedeutsame Wendung: „Wir alle im Institut, vom Ältesten bis zum Jüngsten, haben bei ihm sehen gelernt", schreibt er über Vierling (Ebd.). Die Formulierung ist keineswegs als beliebige Lobesformel zu verstehen, sondern nimmt Bezug auf ein spezifisches didak-

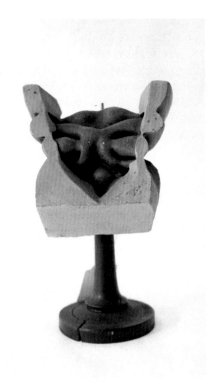

■ **Abb. 2.3** Wachsplattenrekonstruktionsmodell der Schlundtaschen, August Vierling 1926. (Quelle: Anatomische Sammlung Heidelberg, Inv.-Nr. MP10)

tisches Konzept. Das „Sehen lernen" beschreibt einen seit dem Ende des 19. Jahrhunderts propagierten Ansatz, nach dem das Reproduktionsverfahren selbst – in Form des Zeichnens oder auch Modellierens – als Instrument zur Schärfung der Wahrnehmung begriffen wurde (Schulze 2004).

Als Anhänger dieser „Schule des Sehens" forderte beispielsweise der Berliner Zeichenlektor Adolph Meyer (Lebensdaten unbekannt) 1917 einen obligatorischen Zeichenunterricht für Medizinstudierende: „Schon Virchow und Billroth beklagten es, daß die Studierenden nicht beobachten, nicht sehen können", schilderte er in einer Petition an das Preußische Kultusministerium. „Bewusst sehen lernt man aber nur, wenn man versucht, das Geschaute darzustellen. Es kommt dabei nicht auf vollendete künstlerische Leistungen an, sondern es genügt, wenn der Studierende sich durch Zeichnen eine Handschrift aneignet, die für ihn verständlich ist" (zitiert nach Schulze 2004, S. 241).

Das Ziel des geforderten Unterrichts war nicht die angefertigte Zeichnung, sondern die im Reproduktionsprozess geförderte Anschauungsbildung zur Formung eines ärztlichen Blicks. Der Topos vom „Bewusst-Sehen-Lernen" war maßgeblich vom Kunstpädagogen Fedor Flinzer (1832–1911) und dem Publizisten

Georg Hirth (1841–1916) geprägt worden. Im Zuge der Kunstgewerbe-Bewegung hatten sie das Zeichnen als Disposition zur „Geschmacksbildung" postuliert. Wie Elke Schulze in ihrer Studie aufgezeigt hat, ging es dabei einerseits um berufsständische Rechtfertigungspolitik, andererseits um die Etablierung einer pädagogischen Praxis, die eine Ergänzung des theoretischen Unterrichts darstellen sollte – als allgemeinbildende Grundlage für diverse Disziplinen:

„Zeichnerisch ist das Formenverständnis zu entwickeln, weniger im Hinblick auf die Entfaltung künstlerischer Talente, sondern als Schule der Wahrnehmung." (Schulze 2004, S. 128) Die Verfechter beriefen sich unter anderem auf den Naturforscher und Philosophen Jean-Jaques Rousseau (1712–1778), der bereits im 18. Jahrhundert entsprechende Ansätze formuliert hatte. In seinem pädagogischen Hauptwerk ließ er den Zögling Emile stets „die Natur, und kein anderes Muster abzeichnen" und zwar „nicht der Kunst wegen, sondern um sein Auge zu üben und seine Hand in Gewalt zu bekommen" (zitiert nach Schulze 2004, S. 129).

2.1 Brodersen und Tegtmeier – eine Symbiose in Hamburg

Am Konzept einer „Schule des Sehens" orientierte sich auch der Anatom Johannes Brodersen (1878–1970), der in Hamburg mit dem Bildhauer Ferdinand Tegtmeier (1884–1982) kooperierte. Ähnlich wie Kallius und Vierling in Heidelberg wirkten in der Hansestadt Anatom und Künstler in einem geradezu symbiotischen Verhältnis zusammen. Mit der späten Universitätsgründung im Jahr 1919 gehörte das Hamburger Anatomische Institut zu den jüngeren seiner Art. In der Nähe des Allgemeinen Krankenhauses Eppendorf wurde zunächst eine Stadtvilla provisorisch mit dem Anbau einer Hörsaalbaracke auf den Unterricht für die neuen Studierenden erweitert. Auch Lehrmaterialien mussten erst beschafft werden. Auf der Basis älterer Bestände war es vor allem Brodersen, der sich als erster Prosektor dem Aufbau einer anatomischen Lehrsammlung widmete (Holstein 2020; Eßler 2016; Rothmaler 1991).

Brodersen (◘ Abb. 2.4) war im Sommer 1919 direkt nach der Berufung von Friedrich Meves (1868–1923) nach Hamburg geholt worden. Für den im Herbst beginnenden Unterricht benötigte der neue Lehrstuhlinhaber einen engagierten, makroskopisch orientierten Lehrer, den er in seinem früheren Weggefährten aus Kiel fand. Beide verband zugleich ein besonderes künstlerisches Interesse. Bereits in Münster hatte sich Brodersen einen Namen mit der Erstellung einer Modellsammlung gemacht (Barbian 2010; Brodersen 1913a, b) Dort allerdings waren seine Bemühungen auf wenig Gegenliebe gestoßen: „Die Studierenden der Medizin, welche hauptsächlich an Gypsmodellen lernen sollen, sind zu bedauern und können nichts Vernünftiges lernen", äußerte der Lehrstuhlinhaber Emil Ballowitz (1859–1936) über die Arbeiten Brodersens (zitiert nach Holstein 2020, S. 33). Bis zuletzt stand er mit seinem Vorgesetzten im ständigen Disput über wissenschaftliche und didaktische Herangehensweisen.

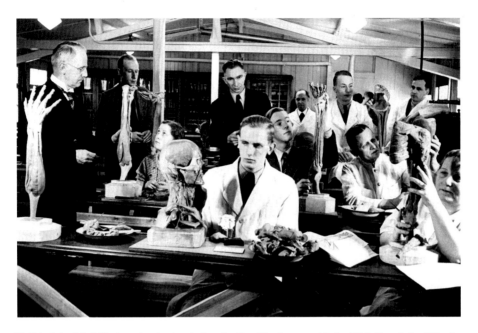

⬛ **Abb. 2.4** Modellierkurs im Anatomischen Institut Hamburg, rechts im Bild sitzend der Künstler Ferdinand Tegtmeier, 1935. (Foto: Gerhard Mingram. Bpk Bildagentur, Bild-Nr. 20006411)

Anders in Hamburg, wo Brodersen in seinem Vorhaben, eine Lehrsammlung aufzubauen, trotz der schwierigen Begleitumstände Unterstützung fand. Das änderte sich auch unter den Nachfolgern von Meves nicht, nachdem dieser 1922 einem Ruf nach Königsberg gefolgt war. Insbesondere Heinrich Poll (1877–1939) förderte Brodersen bei der Ausgestaltung des Studierenden-Unterrichts. In der praktischen Arbeit stand die Zusammenarbeit mit dem Künstler Tegtmeier im Vordergrund. Den in Lübeck geborenen Bildhauer verband nicht nur die gemeinsame Profession mit seinem Heidelberger Pendent: Es war August Vierling persönlich gewesen, der Tegtmeier im Sommer 1908 mit dem wissenschaftlichen Zeichnen und der Anfertigung histologischer Präparate vertraut gemacht hatte (Holstein 2020, S. 74). Zuvor hatte Tegtmeier sein Studium an der Städtischen Gewerbeschule in München abgeschlossen. Mit der Aussicht auf eine Stelle als wissenschaftlicher Zeichner an der Universitätsfrauenklinik in Wien fand er in Heidelberg eine geeignete Vorbereitung auf diese Tätigkeit. Sein Engagement in Österreich wurde jedoch jäh unterbrochen. Im März 1915 wurde Tegtmeier zum Militärdienst einberufen. Nach Kriegsende zog es ihn in die norddeutsche Heimat zurück, wo ihm die Neugründung der Hamburger Universität gelegen kam (Schwoon 2011).

In der Hansestadt konzentrierte sich Tegtmeier zunächst „auf die Anfertigung von Wandtafeln sowie mikroskopischen und makroskopischen kleinen Demonstrationsbildern und Zeichnungen für Publikationen" (Tegtmeier 1937, S. 1). Über 1000 gerahmte Täfelchen und eine beachtliche Zahl großformatiger Hängekarten bezeugen heute die Aufbauarbeit dieser Zeit. Brodersen, selbst künstlerisch vorgebildet, leitete gemeinsam mit Tegtmeier weitere Zeichner und Hilfskräfte bei der Anfertigung der Tafeln an. Damit schuf er auch Entlastung und Freiraum für seinen hauptamtlichen Künstler (Holstein 2020, S. 56).

Das Hauptaugenmerk legte Brodersen nämlich auf dreidimensionale Objekte. Anders als die meisten seiner Fachkollegen hielt er den Aufbau einer größeren Feuchtpräparate-Sammlung nicht für sinnvoll. „Man kann nicht über Generationen hindurch ein anatomisches Museum feuchter Präparate aufbauen. Auch bei sorgsamster Pflege wird es schließlich unscheinbar", bemängelte er (Brodersen 1935, S. 266). Brodersen sah nicht nur den allmählichen Verlust der Farbigkeit kritisch, sondern auch die mangelnde Plastizität der in Flüssigkeit eingeschlossenen Objekte: „Die Beleuchtung wird so gleichmäßig, daß die Tiefenunterschiede weitgehend verschwinden" (Ebd., S. 266).

Eine Lösung fand Brodersen in der Anfertigung von detailgenauen Abgüssen: „Wir verwandeln die feuchten Präparate, soweit es geht, in trockene, aber nicht dadurch, daß wir sie einfach nach vorübergehender Paraffinierung trocknen, sondern dadurch, daß wir sie in Gips abgießen" (Brodersen 1935, S. 267). In diesem Zuge sollten alle organischen Präparate der Sammlung durch Modelle ersetzt werden. Hierzu bediente sich Brodersen dem „Negocoll", einer wiederverwendbaren Abdruckmasse, die der Wiener Arzt und Moulageur Alphons Poller (1879–1930) entwickelt und zur Marktreife gebracht hatte (Poller 1931; Eßler 2022). Wer die Genauigkeit der Abformung gesehen habe, würde „seine Abneigung gegen Modelle aufgeben", nahm Brodersen den erwarteten Widerspruch aus dem Kollegenkreis bereits vorweg (Brodersen 1935, S. 267).

2.2 Anatomie mit allen Sinnen

Das didaktische Konzept Johannes Brodersens fußte auf zwei Standbeinen: Einerseits sollte eine Schausammlung möglichst detailgenaue Modelle, Lehrtafeln und Bilder für den Anschauungsunterricht und das Selbststudium zur Verfügung stellen. Andererseits hielt er es für notwendig, den Studierenden die Anatomie möglichst auf allen Sinnesebenen nahezubringen. „Es muß unbedingt das ‚Begreifen' durch die Finger hinzukommen", so Brodersen (1927a, S. 32). Das sei den Studierenden viel zu selten gestattet. Für seine Vorlesungen ließ er daher in großer Zahl einfache Abgüsse anfertigen, die den Hörer*innen zum Befühlen zur Verfügung standen.

Seine Planungen brachte vor allem die Kooperation mit Ferdinand Tegtmeier zügig voran. Nachdem er zunächst nur einzelne Modelle angefertigt hatte, begann der Bildhauer ab 1933 mit dem planmäßigen Umbau der Sammlung. Nach Angaben Tegtmeiers umfasste diese im März 1937 genau 351 Modelle, davon 160 neue Einzelstücke Zwar wurden auch weiterhin von einigen Modellen bis zu 50 Kopien angefertigt, das Hauptaugenmerk lag jedoch auf der Fertigung zusätzlicher Unikate (Tegtmeier 1937).

Diese sollten durch Kolorierung mit einem selbst entwickelten Malmittel eine optimale Färbung erhalten (Brodersen 1930; Holstein 2020, S. 81). Unterstützt wurden Tegtmeier und Brodersen durch den Hamburger Maler Wilhelm Viehmann (1886–?). Gegenüber den oft an Farbe verlierenden Feuchtpräparaten seien die Modelle „viel plastischer", so Brodersen. „Diese, ich möchte sagen, ikonischen, d. h. porträtähnlichen Abgüsse unterscheiden sich in gleicher Weise von den aus freier Hand modellierten als den nicht überarbeiteten Naturabgüssen" (Brodersen 1935, S. 269).

Mit ihrem Abdruckverfahren unterschied sich die Hamburger Methode von anderen anatomischen Sammlungen, deren Objekte in der Regel frei modelliert wurden.[2] Dass dem künstlerischen Element im Modell dennoch ein großer Stellenwert beigemessen wurde, verstand Tegtmeier nicht als Widerspruch: „Es liegt ausschließlich in der Hand des Ausführenden, aus dem Präparat alles herauszuholen", damit „die absolute anatomische Richtigkeit zum Ausdruck kommt, sodaß letzten Endes ein Kunstwerk entstehen muss […] weil die Modelle eben eine ästhetische Wirkung haben" (zitiert nach Holstein 2020, S. 77).

Im Anatomie-Unterricht nahmen die verschiedenen Sammlungsobjekte eine Schlüsselrolle für Brodersen ein. Mit einem selbst entwickelten Lichtzeiger instruierte und prüfte er seine Studierenden an den in Vitrinen untergebrachten Schaustücken. (Brodersen 1935, S. 268) In den Vorlesungen vermittelten einfachere Gipsmodelle zum Anfassen die räumlichen Dimensionen, während didaktisch gestaltete Schautafeln Funktionen und topographische Ordnungen der Organe im Körper erläuterten.

Das Zeichnen anatomischer Strukturen war als didaktische Methode durchaus etabliert. Brodersen genügte das jedoch nicht, er wollte das Prinzip auch auf die dritte Dimension übertragen. „Es wird im Lehrbetrieb noch viel zu viel mit Zeichnungen und Begriffen operiert und zwar mit Zeichnungen, die nicht einmal plastisch empfunden sind", empörte er sich in einer Veröffentlichung (Brodersen 1927a, S. 38). Auch der Unterricht an der Leiche reiche kaum, um „topographische Vorstellungen zu erzeugen". Sein Vorschlag: „Die analytischen Präparierübungen müssen durch synthetische Modellierübungen ergänzt werden" (Ebd., S. 38), Nach seinem Verständnis müsse man „eine Maschine auseinandernehmen, wenn man sie erforschen will, dagegen wieder zusammensetzen, wenn man sich ihren Bau vergegenwärtigen will" (Ebd., S. 38).

Nachdem er in den Vorjahren bereits versuchsweise einzelne Übungen abgehalten hatte, erreichte Brodersen, zwischenzeitlich zum Extraordinarius befördert, 1927 die Einführung regulärer Modellierkurse für die Anatomiestudierenden. Hergestellt wurden hierbei jedoch keine Sammlungsobjekte. An Grundmodellen aus Gips, die Tegtmeier in größerer Zahl vorgefertigt hatte, sollten die Studierenden verschiedenen Strukturen mit Plastilin, einer wiederverwendbaren Knetmasse, formen. Als „wertvoll" empfand er die Übungen nicht nur für die

---

2 Zwischen 1933 und 1939 wurden mindestens acht Leichen von Hingerichteten, darunter vier Opfer politischer Justiz, in die Hamburger Anatomie gebracht. Es ist nicht auszuschließen, dass ihre Körper für Abformungen genutzt wurden. 490 Leichen aus dem Konzentrationslager Neuengamme wurden erst ab 1940 in die Anatomie überführt, als die Arbeit an der Sammlung bereits abgeschlossen war (Holstein 2020, S. 276 f.).

2

Studierenden, auch „wir Dozenten erkennen klar, welche Vorstellungen sich die Studierenden von anatomischen Verhältnissen gemacht haben" (Brodersen 1927a, S. 42). Die Fehler seien dabei interessanter als das richtig gemachte, zumal so „auch die Assistenten gezwungen sind, ihr Wissen zu kontrollieren" (Ebd., S. 42).

Der Ansatz Brodersens wurde bisweilen als Reaktion auf die erschwerten Bedingungen am Institut in seinen Anfangsjahren interpretiert (Holstein 2020). Einiges spricht jedoch dafür, dass der Anatom sein Lehrkonzept unabhängig vom „Leichenmangel" (Brodersen 1926, S. 1053) und dem begrenzten Zugang der Studierenden zu Präparierübungen forcierte. Sowohl Brodersen als auch Tegtmeier waren davon überzeugt, dass die Methode des Nachbildens im Unterricht der makroskopischen Anatomie einen nachhaltigeren Lerneffekt erzielte, als es das Freipräparieren oder die Anschauung in der Vorlesung erreichen konnte. Die Resonanz schilderte Brodersen als durchgehend positiv.

Im Kollegenkreis erntete Brodersen hingegen Kritik. Als „Spielereien" und „Zeitverschwendung" (Brodersen 1927b, S. 287) abgetan, wurden die Kurse nur von wenigen Anatomen gewürdigt. In Innsbruck etwa folgte man dem Beispiel Hamburgs und führte zu Beginn der 1930er Jahre ähnliche Kurse ein. Auch in anderen Feldern stützten sich in dieser Zeit Mediziner*innen auf das Konzept der „Schule des Sehens", um die Sinnhaftigkeit dreidimensionaler Reproduktionen zu untermauern. Alphons Poller bspw. rechtfertigte in seinem Entwurf für ein geplantes „Institut für darstellende Medizin" bildnerische Tätigkeiten im Rahmen des Medizinstudiums als eine grundlegende Schulung der Wahrnehmung:

„Die Medizin stellt wie wenig andere Wissensgebiete die höchsten Ansprüche an jenen Anteil des Urteilsvermögens, dem die Wahrnehmungen des Auges zugrunde liegen. So hat der Mediziner z. B. als Histologe, Röntgenologe usw. die kritische Analyse sehr schwer zu deutender Bilder vorzunehmen, oder als Dermatologe, pth. Anatom usw. zwischen zarten Farbenunterschieden sicher zu differenzieren, oder es werden hohe Anforderungen an sein räumliches Vorstellungsvermoegen, wie in der Embryologie, Histologie, Geburtshilfe, in der Anatomie des Ohres, des Gehirnes usw. gestellt. […].

Es wird daher vor allem Aufgabe des Unterrichtes in ,darstellender Medizin' sein, den Formen- und Farbensinn des Studierenden an den täglichen Objekten seines Studiums durch eigenes bildnerisches Nachschaffen und ihm die nur dadurch zu vermittelnden Vorstellungen als wichtiges Rüstzeug für seinen künftigen Beruf mitzugeben" (ÖStA/AVA/Unterricht Allgemein, Sign. 4B2a, Nr. 763, 27.07.1922).

Wenngleich die Umsetzung des Konzeptes aus verschiedenen Gründen scheiterte, stand Poller mit seinen Ansätzen zu Beginn der 1920er Jahre keineswegs allein (Eßler 2022, S. 288). Mit Paul Mulzer (1880–1947) vertrat ein Hamburger Dermatologe ähnliche Standpunkte. An der Hautklinik entwarf er die Einrichtung eines „Lehrinstituts für wissenschaftliche Wachsarbeiten" an der Hamburger Universität, welche unter anderem „durch ärztlichen Unterricht das erforderliche naturwissenschaftliche Sehen" vermitteln sollte (MMH 13433, 15.12.1927).

Bereits 1907 hatte der Dermatologe George Photinos in seinem Plädoyer für die Herstellung von Moulagen, handkolorierten Wachsplastiken, dieses Argument allen anderen Vorzügen vorangestellt:

„1. Wenn man malt, kann man sich besser mit den verschiedenen Farbnuancen, die man beim Kranken erblickt, befreunden; Das Auge wird für die einzelnen Besonderheiten empfindlicher und daher auch die verschiedenen Krankheitserscheinungen besser diagnostizieren können; denn wir wissen sehr gut, dass die Farbe bei der Diagnose dieser Krankheiten eine grosse Rolle spielt. 2. Das Auge wird sich besser daran gewöhnen, die primären und sekundären Läsionen in ihrer Form, ihrer Anordnung und ihrer Ausbreitungsart zu erkennen; denn der Malende, muss dem, was er malt, grössere Aufmerksamkeit zuwenden als ein Arzt, der so gründlich zu sehen nicht gewohnt ist" (Photinos 1907, S. 135).

Photinos kam sogar zu dem Schluss, „dass das Moulagieren zur Vervollkommnung der Ausbildung eines Dermatologen durchaus notwendig ist" (Ebd., S. 157).

2.3 Zeichnen als wissenschaftliche Praxis

Der Topos des „Sehenlernens" lässt sich insofern als ein sowohl fächer- als auch zeitübergreifendes Phänomen darstellen. „Das Reproduzieren", so Elke Schulze, war in diesem Zusammenhang „nicht länger vorrangig auf das bildnerische Ergebnis als Artefakt gerichtet, sondern dieses […] nunmehr Mittel zum Zweck der Ausbildung eines kontrollierten und formerfassenden Blicks" (Schulze 2004, S. 130). Die Kunsthistorikerin Mechthild Fend stützt diese Beobachtungen am Beispiel englischer und französischer Mediziner, deren bildgewaltige Atlanten sie weniger als Produkt, denn als Teil einer spezifischen Forschungspraxis interpetiert: „The predominant purpose for making those images was, therefore, not necessarily the production of a medical atlas. Drawing was to some extent a means in itself, as it was a mode of observation, a tool for studying pathological morphologies" (Fend 2013, S. 150).

Die Praxis des Zeichnens zwinge generell zu einer Verlangsamung der Wahrnehmung, so die Kulturwissenschaftlerin Barbara Wittmann, was wiederum eine „Erziehung des Blicks" mit sich bringe (Wittmann 2008, S. 68, 70). Die exakte Wiedergabe erfordere nicht bloß eine gesteigerte Aufmerksamkeit, sondern bringe auch eine Vielzahl von Entscheidungen mit sich: „Die Unerbittlichkeit der Linie" zwinge dazu, „Unterscheidungen vorzunehmen und zwar selbst dann, wenn sich solche prima vista nur schwer treffen lassen" (Wittmann 2008, S. 71). Gerade im naturkundlichen Zeichnen werde die Grenze zwischen Operieren und Interpretieren beständig aufgehoben, woraus sich eine doppelte Signifikanz des Zeichnens „als Produkt und als Geste" ergebe (Ebd. 2008, S. 72). Auf diese Weise stecke im scheinbar so passiven wie voraussetzungslosen Vorgang des Zeichnens bereits ein hohes Maß an Rekonstruktion (Ebd. 2008, S. 63). Die Herstellung der Bilder ist also nicht bloß als Instrument, sondern vielmehr als Teil des Forschungsprozesses zu verstehen.

Das eingangs erläuterte Beispiel verdeutlicht die Einbettung des Zeichnens und Modellierens in die wissenschaftliche Praxis: Kallius und Vierling erkannten den epistemischen Charakter der Übersetzung vom Präparat zum Modell und in die (Lehrbuch-)Zeichnung (Doll 2014, S. 22). Ihre Tätigkeit verstanden sie explizit als modellierendes Forschen, womit sie an das Konzept des Freiburger Arztes

2

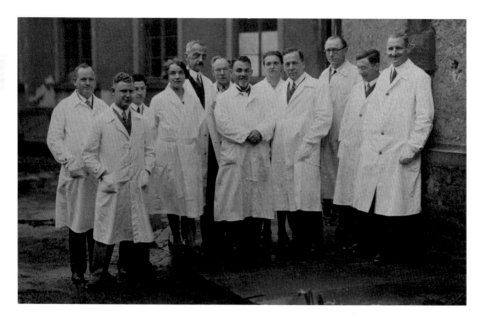

▣ **Abb. 2.5** August Vierling (mittig) mit dem Personal des Anatomischen Instituts der Universität Heidelberg zwischen 1921–1935. (Quelle: Universitätsbibliothek Heidelberg, Heid Hs 4132 VII-B)

und Modelleurs Adolf Ziegler (1820–1889) anknüpften.[3] Dabei nahm der Künstler eine beinahe gleichwertige Stellung ein. Gemeinsam präsentierten sie ihre Ergebnisse auf Tagungen und Kongressen, z. B. auf der Anatomenversammlung 1934 in Würzburg.

Als Kallius im folgenden Jahr unerwartet verstarb, setzte August Vierling seine Forschungen zur Schilddrüsenentwicklung fort. Das Manuskript mit einem Versuch der Zusammenfassung blieb jedoch unvollendet. Wenngleich seine eigenständigen Forschungen keine nennenswerten Ergebnisse brachten, hatte Vierling überregional auf sich aufmerksam gemacht. Mehrmals gab es Versuche, ihn aus Heidelberg abzuwerben. Sowohl Hermann Braus, der ihn nach seiner Berufung nach Würzburg mitnehmen wollte, als auch der Berliner Springer-Verlag konnten ihn jedoch nicht überzeugen, die badische Heimat zu verlassen (Doll 2017, S. 53).

Dazu trug vermutlich auch der vergleichsweise privilegierte Status Vierlings am Heidelberger Institut bei. Als „Universitätsoberzeichner" war er nicht nur finanziell besser gestellt als Präparator*innen und andere wissenschaftliche Zeichner*innen, sondern genoss auch ein entsprechendes Ansehen in medizinischen Kollegenkreisen (Doll 2017, S. 53). Ein Gruppenbild zeigt ihn selbstbewusst im Zentrum der Institutsbelegschaft (▣ Abb. 2.5). Hoch geschätzt wurden auch die Arbeiten seines Hamburger Pendants, dessen Erhebung in den Beamtenstatus je-

---

3   Ziegler bezeichnete sich selbst als „plastischer Verleger". Die enge Verknüpfung von embryologischer Forschung und Modellfertigung in seiner Tätigkeit hat Nick Hopwood beispielhaft herausgearbeitet. Vgl. Hopwood (2002).

doch bis zuletzt scheiterte. Mehrfach beantragte Tegtmeier, unterstützt von seinen Vorgesetzten, eine entsprechende Höherstufung zum „technischen Obersekretär". Mitte der 1920er Jahre wurde diese mit Verweis auf das fehlende Zeichenlehrer-Examen zurückgewiesen (MMH Anat, 10.02.1930).

Auch nachdem er die Prüfung im Juni 1927 abgelegt hatte, stieß das Ansinnen weiterhin auf Ablehnung. „Es erscheint gänzlich aussichtslos, den Antrag zu wiederholen, um so mehr, als bei der jetzigen Finanzlage die Schaffung von Beamtenstellen auf grösste Schwierigkeiten stösst", ließ die Hochschulbehörde 1930 verlauten (MMH Anat, 14.02.1930). Daran änderte auch seine opportune Haltung in der nationalsozialistischen Zeit nichts mehr. Fünf Jahre vor dem Ruhestand wurde Tegtmeier 1944 zum „wissenschaftlichen Plastiker" ernannt, was jedoch nicht mit einer formalen Besserstellung verbunden war (Holstein 2020, S. 79). Auch er hinterließ ein unveröffentlichtes Manuskript, in dem er seine Modelliertechniken im Kontext des Hamburger Lehrkonzepts darstellte.

Literatur

Archivalische Quellen

MMH = Medizinhistorisches Museum Hamburg
MMH Anat Personalakte Ferdinand Tegtmeier
MMH 11393 Teilnachlass Ferdinand Tegtmeier
MMH 13433 Personalakte Ary Bergen
UBH = Universitätsbibliothek Heidelberg
HeidHs-4132 Nachlass August Vierling

Literatur

Barbian B (2010) Die Geschichte der Anatomischen Sammlung des Institutes für Anatomie in Münster mit besonderer Berücksichtigung ihrer historischen Modelle und Präparate. Dissertation, Westfälische Wilhelms-Universität, Münster
Brodersen J (1913a) Nerven und Arterien des Armes. Ein topographisches Modell. Anat Anz 43(6–7):184–185
Brodersen J (1913b) Modell der oberen Bauchorgane. Anat Anz 43(6–7):186–189
Brodersen J (1926) Erfahrungen in einem anatomischen Modellierkurs. Dtsch Med Wchschr 52(25):1052–1053
Brodersen J (1927a) Das Modellieren im anatomischen Unterricht. Dtsch Med Wchschr 53(7):287
Brodersen J (1927b) Die Einfügung der Modellierübungen in den anatomischen Unterricht. Anat Anz 63(1–3):37–43
Brodersen J (1930) Farbe im anatomischen Unterricht. Anat 69(13):342–345
Brodersen J (1935) Der Aufbau der anatomischen Sammlungen, in: Anatomischer Anzeiger. Centralblatt für die gesamte wissenschaftliche Anatomie 84(15):268–272
Doll S (2014) Die Entwicklung der Schilddrüse. Wachsmodelle der Anatomischen Sammlung Heidelberg als Dokument vergangener Forschung. In: Ludwig D, Weber C, Zauzig O (Hrsg) Das materielle Modell. Fink, Paderborn, S 21–31
Doll S (2017) Mensch und Tier – Die Vergleichende Anatomie hält Einzug. In: Doll S, Kirsch J, Eckart W (Hrsg) Wenn der Tod dem Leben dient – der Mensch als Lehrmittel. Springer, Heidelberg
Eßler H (2016) Lehrreiche Spielereien. Hamb Ärztebl 70(3):34–36
Eßler H (2022) Krankheit gestalten. Eine Berufsgeschichte der Moulagenbildnerei. Transcript, Bielefeld

Fend M (2013) Portraying Skin Disease. Robert Carswell's Dermatological Watercolours. In: Reinarz J, Siena K P (Hrsg) A medical history of skin: scratching the surface. Pickering & Chatto Publishers, London, S 147–164

Hoepke H (1976) Zum 100. Geburtstag von Erich Kallius. Ruperto Carola 29(42):116

Holstein AF (2020) Ein anderes Anatomiebuch: die Geschichte des Anatomischen Instituts der Universität Hamburg 1919–1972. Eigenverlag, Hamburg

Hopwood N (2002) Embryos in wax. Models from the Ziegler studio. Cambridge University Press, Cambridge

Merkel F, Kallius E (1927) Die Anatomie des Menschen: mit Hinweisen auf die ärztliche Praxis (Band 1): Einleitung, allgemeine Gewebelehre, Grundzüge der Entwicklungslehre: mit Hinweisen auf die ärztliche Praxis. Bergmann, München

Nemec B (2019) Zirkulationsprozesse – Ein Modell zur Entwicklung der Schilddrüse der Austausch von Forschungsmaterial und lokale Tugenden der Modellbildung. In: Doll S, Widulin N (Hrsg) Spiegel der Wirklichkeit. Anatomische und Dermatologische Modelle in der Heidelberger Anatomie. Springer, Heidelberg, S 87–94.

Photinos G (1907) Die Herstellung und Bedeutung von Moulagen (farbige Wachsabdrücke) In: Dermatologische Zeitschrift 14(3):131–157.

Poller A (1931) Das Pollersche Verfahren zum Abformen an Lebenden und Toten sowie an Gegenständen. Anleitung für Mediziner, Anthropologen, Kriminalisten, Museumspräparatoren, Prähistoriker, Künstler, Handfertigkeitslehrer, Amateure. Hrsg. von E. B. Poller und E. Fetscher. Mit einem Vorw. von C. v. Economo. Urban & Schwarzenberg, Berlin

Rothmaler C (1991) Die Sammlung des Anatomischen Instituts der „Hansischen Universität" in Hamburg: didaktisches Konzept und Aufbau 1919 bis 1945. In: Deutsche Gesellschaft für Geschichte der Medizin, Naturwissenschaft und Technik (Hrsg) Ideologie der Objekte – Objekte der Ideologie: Naturwissenschaft, Medizin und Technik in Museen des 20. Jahrhunderts. Wenderoth, Kassel, S 55–62

Schulze E (2004) Nulla dies sine linea: universitärer Zeichenunterricht – eine problemgeschichtliche Studie. Steiner, Stuttgart

Schwoon I (2011) „Als Bildhauer in der Anatomie". Ferdinand Tegtmeier (1884–1980). In: Jahrbuch des Freundes- und Förderkreises des UKE. Selbstverlag, Hamburg, S. 115–116

Tegtmeier F (1937) Der Weg des Modellbaues am Anatomischen Institut der Hansischen Universität. Unveröffentlichtes Manuskript, MMH 11393,0004

Wittmann B (2008) Das Porträt der Spezies. Zeichnen im Naturkundemuseum. In: Hoffmann C (Hrsg) Daten sichern. Schreiben und Zeichnen als Verfahren der Aufzeichnung. Diaphenes, Zürich, S 47–72

Max Brödel, August Vierling and the Emergence of Medical Illustration Pedagogy

Beth K. Lozanoff

Inhaltsverzeichnis

© Der/die Autor(en), exklusiv lizenziert an Springer-Verlag GmbH, DE, ein Teil von Springer Nature 2023
S. Doll und K. Nolte (Hrsg.), *Der Medizinische Blick in sammlungshistorischer Perspektive*,
https://doi.org/10.1007/978-3-662-64192-7_3

3.1 Introduction

Artistic expression is an integral component of anatomical research and teaching (Archer 1989). A complicated and complex evolutionary process transformed the earliest artistic representations to a wide range of today's biomedical communications (Ghosh 2015). Max Brödel and August Vierling are two primary and contemporaneous representatives of a small group of German scientific artists who each imparted significant contributions to emergence of the Medical Illustration as a subdiscipline of the broader academic discipline of Art. Although both artists spent the majority of their careers on two different continents, there is commonality and consistency in their medical artistic expression. This commonality likely arose from educational consistency each experienced very early in their professional development within a unique secondary school system among German-speaking countries, der Kunstgewerbeschule (Brandow 2010). Scientific art demonstrated by Brödel and Vierling reveals unique features and styles specific to each. Yet, their commonality is shown through visualisations founded upon systematic investigation of a subject and its expression as anatomical fact conveying aesthetic beauty.

3.2 **Early Education**

Brödel was born in Leipzig in 1874. He was both musically and artistically gifted as a child, but contrary to his father's wishes that he become a professional musician Brödel gravitated to the fine arts. It is not clear whether he graduated from Gymnasium or transferred directly into post-secondary school (Crosby and Cody 1991: 7); however, Brödel enrolled in the Königliche Kunstakademie und Kunstgewerbeschule in Leipzig. The Leipzig Kunstgewerbeschule was established in 1876 and remains today as the Academy of Fine Arts of Leipzig (▶ https://www.hgb-leipzig.de/). In addition to math and literature, he studied fine art with supplemental training in lithography, wood engraving, etching, metal engraving among others ultimately achieving expertise as both a draftsman and fine artist. These skills were viewed as pre-requisites for the meticulous detail necessary for medical illustration (Brödel 1941).

Brödel worked for Dr. Carl Ludwig in 1888 to fund his academy tuition and he created illustrations of brain cortical sections (Patel et al. 2011). By his own admission, this assignment was the "hardest I ever attempted" (Crosby and Cody 1991). Upon release from military duty, Brödel returned to Ludwig's laboratory where he was recruited by Franklin Mall in 1894. At the age of 23, Brödel immigrated to the United States where he spent his entire career at John Hopkins University (JHU). He contributed many classic illustrations spanning many medical fields and procedures (Cullen 1945; Schultheiss et al. 2000; Patel et al. 2011). Brödel established medical illustration as an academic discipline by creating the Department of Art as Applied to Medicine at JHU that is still in existence today. Brödel's teaching philosophy ultimately contributed to the emergence of the Association of Medical Illustrators in 1945.

Vierling was born in 1872 in Oberachern. He began an apprenticeship as a painter in 1887. He attended the Kunstgewerbeschule (School for Arts and Crafts) in Karlsruhe from 1891–1894. Students matriculated at the ages of between 16–20 years-old receiving a 4-year curriculum centering on general education as well as subject-specific courses. Vierling was trained at the Kunstgewerbeschule in Karlsruhe following a curriculum similar to Brödel's instruction in Leipzig. The academy's curriculum, based on Vierling's school certificate, included several topics including mathematics, anatomy, essay, drawing (geometric, perspective, freehand, life) as well as technical skills in ornamentation, architecture, calligraphy. After matriculation Vierling pursued an apprenticeship and worked for five years as a decorative painter in a church in Leipzig. Vierling might have stayed had he not contracted a severe case of pleurisy. He returned home, recuperated, and commenced freelance work for Herman Gotz, Director of the Kunstgewerbeschule in Karlsruhe. Following the death of Gotz, Hermann Braus recruited Vierling as a draftsman and microscopic preparator at the University of Heidelberg. Among several major works, Vierling illustrated Braus' anatomical textbook creating myriad illustrations.

Vierling prepared microscopy slides at the University of Heidelberg, but he also was personally motivated to understand the science of histology. Thus, he began attending medical school lectures to acquire a theoretical basis of his subjects. With this knowledge, he began to expand his portfolio by creating models and drawings. After Erich Kallius became Head of the institute in 1921, Vierling was appointed "Chief Draftsman" (Doll 2013). According to Kallius' specifications, Vierling was the primary technician who independently created numerous wax plate reconstructions used to demonstrate the development of the pharynx and the thyroid gland. Vierling's legacy includes several extant artistic representations and documents at the University of Heidelberg.

3.3 Connections and Contrasts

Three distinct periods of innovation and growth occurred in Germany between the formation of the modern German state in 1871 and the present time (Naude and Nagler 2021). The first period occurred between 1871 and the beginning of the first World War I and it corresponds to the rise of the education and scientific research establishment (Fulton 1953). This period was characterized by the development of the "School State" (Jeismann 1987) with significant increases in teachers and students as well as the emergence of the modern university emphasizing knowledge creation and innovation described as the "institutionalization of discovery" (Watson 2010: 226). Art and Design became key components to this overall educational training focusing, in part, on vocational based training reflected by the curriculum in the Kunstgewerbeschule. This educational approach was admired for its scientific approach to art and the curriculum was exported and adopted internationally (Ng 2015). The curriculum emphasized draftsmanship skills that greatly enhanced student ability to pursue painstaking attention to detail.

This training likely contributed to the pipeline that emerged with respect to JHU among other institutions connecting graduates from der Kunstgewerbershule.

The careers of both Brödel and Vierling became aligned as they took up university positions, initially as "draftsman" with Embryologists for the purpose of rendering medical illustrations and models. However, both would rise above the technical boundary conferred by the specificity of this designation to distinguish themselves as accomplished scientific artists who contributed significantly to the development of medical illustration as an independent intellectual pursuit. Brödel was initially recruited by Franklin Mall whose interest combined both embryology and anatomy (Sabin 1934) but soon came to work for several faculty members at JHU including Howard Atwood Kelly, Harvey Cushing, Thomas A. Cullen and others. These clinician-scientists greatly valued medical illustration to communicate difficult surgical approaches for both teaching and research. Vierling was hired by Herrman Braus at the University of Heidelberg and illustrated "Anatomie des Menschen" published in 1921 but spent the majority of his career working with Erich Kallius who was equally appreciative of the important relationship between art and medicine (Kallius 1924).

Both Brödel and Vierling understood the importance of working directly with the anatomist or surgeon to understand the subject that they would be representing. Brödel's underlying artistic philosophy is best described in his own words and quoted by Cullen (1945): "The artist must first fully comprehend the subject matter from every standpoint: anatomical, topographical, histological, pathological, medical, and surgical. From this accumulated knowledge grows a mental picture from which again crystallises the plan for the future drawing. A clear and vivid mental picture must always precede the actual picture on paper." They both began their careers possessing superlative artistic abilities, but lacking scientific knowledge. They were both fortunate that their Directors facilitated and supported efforts for them to learn and apply scientific method to their craft (Cullen 1945; Hoepke 1938). The professional and personal relationships that both Brödel and Vierling enjoyed with their respective mentors was critical for the long term appointments. Brödel was pursued by the Mayo Clinic (1904, 1906) while Vierling was recruited by the University of Berlin. However, both remained and established legacies at their respective academic institutions.

Vierling focused on the development of wax plate models which was a time-consuming process that involved the creation of wax plates from microscopic sections and then reconstructing them to achieve a three-dimensional model. This process required extensive research and notations documenting every detail for the wax plate modelling. His models corresponded to the research interests of Kallius that concerned development of the pharyngeal arches and pouches with emphasis on the morphogenesis of the tongue and thyroid gland. However, Vierling also contributed illustrations for various anatomy textbooks authored by professors at the University of Heidelberg and elsewhere as well as large-format teaching charts suitable for use in lecture halls (Doll 2013). These include several research and instructional assets that bear his signature and can be seen in the University of Heidelberg library Internet page today just as Brödel's illustrations are housed in the Walter's Art Collection of the Peabody Institute, JHU.

3.4 Artistic Styles

Although scientific subjects differed significantly between Brödel and Vierling, both artists contributed important illustrations to seminal works of their faculty colleagues. Vierling's illustrative works were rendered by using graphite as his primary technique when illustrating textbooks and his exquisite drawings of his wax models. *Figure 3.1 (left panel)* was created using the classic ink wash technique indicating that Vierling used other techniques as well. Brödel employed several techniques, but he is best known for the carbon dust method that he pioneered to create many publications (*Fig. 3.1, right panel*). This technique is achieved by using carbon dust made by sanding a carbon pencil into a very fine powder. The dust is then applied by brush onto stipple board in layers building subtle shades giving the appearance of being an ink wash illustration. The stipple board comprises a clay coated surface that is scratched achieving the bright white of the board. The dust layer enabled the creation of a full range of a tones with darkest shades achieved by ink or carbon pencil. The lesser highlights and textures are achieved through dust removal with erasers (Hodges 2003).

Vierling creates a delicate and subtle illustration with nearly complete tonal range in the oral cavity albeit with the absence of a bright white. The lightest part of a wash image is the color of the board. Vierling could have painted highlights with gouache, white ink or pencil, but it appears that his more conservative tonal

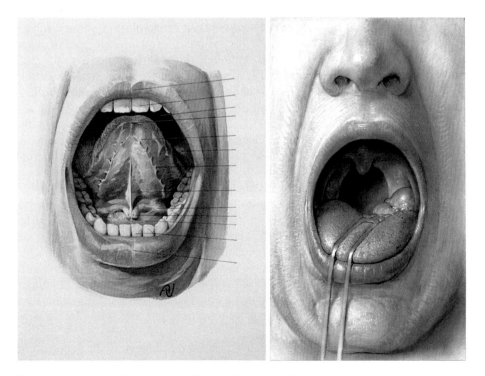

◻ **Fig. 3.1** Oral cavity illustrations by Verling (left panel) and Brödel (right panel)

3

range achieved the intent of this illustration. Brödel's oral cavity illustration of a fibroma at the base of the tongue utilizes a full tonal range. This high contrast, dynamic image that he accomplished with significant effectiveness is a characteristic feature of the majority of his works including the "wet" appearance present on highlights of the tongue and fibroma. Brödel's motivation for creating the technique was to create an image with a full tonal range and "the sparkling moisture highlights of living tissue" (Crosby and Cody 1991: 48) and he was not satisfied with anything less.

These images provide insight into the personalities and art training of the two medical illustrators. Vierling's piece appears controlled requiring a meticulous approach even though wash paintings are typically performed quickly. Vierling's presentation is very specific including vivid depiction of the narrow plica fimbriata using sharp contrasts on a canvas space leaving very little room for error. This illustration reflects a sense of patience required for the systematic, laborious and exacting work necessary to generate of wax-plate embryological models. Vierling's excellence in both freehand drawing and decorative painting would have been an enormous advantage for his illustrative work. The workable properties of Brödel's approach enabled the option of starting over with a swipe a chamois providing a significant artistic advantage since an optimal presentation could be achieved and mistakes repaired. This speaks to sense of purpose as well as perseverance of both artists to achieve the most accurate representation possible.

Illustrations of the external, middle and internal ear rendered by Vierling and Brödel are shown in ◻ Fig. 3.2. Vierling (upper panel) appears to use graphite in this presentation and he compresses the contrast range pushing toward a higher key. Vierling's image is concise with the textural information subdued in some areas and represented as blockforms. Although the tone is somewhat soft, the middle and inner ear are well defined leaving no doubt that Vierling is directing the viewer's eye to these structures. His ability to use contrast and shading is masterful as demonstrated by the membranous labyrinth visualized through the semi-transparent bone. The earlobe form is texturally stunning and proportionally perfect. Anatomical information in the cross sectional, roughly coronal plane, is simplified into geometrical shapes so as not to distract the viewer from more important structures.

Brödel's fine art background is on display with his version of the ear complex (◻ Fig. 3.2 lower panel). This illustration displays a variety of strokes made with his paint brush. The stroke features are seen as a variety of lengths and widths that portray a bright, but harder tone. Textures vary greatly resulting in a sense of flow. There is an abundance of detail causing the viewer's eye to quickly move to many points of interest. Thus, the viewer is not instructed where to gaze first and is left wandering over the piece. However, it is not uncommon for the physician to push the medical illustrator to maximize information in a piece to achieve as much visualization that can fit on a page as possible which appears to be the case with this illustration.

Wall charts have long been an effective means of pedagogical communication and became very popular with the rise of education in the German states in the nineteenth century (Bucchi 1998). Wall charts enabled a teacher to focus instruc-

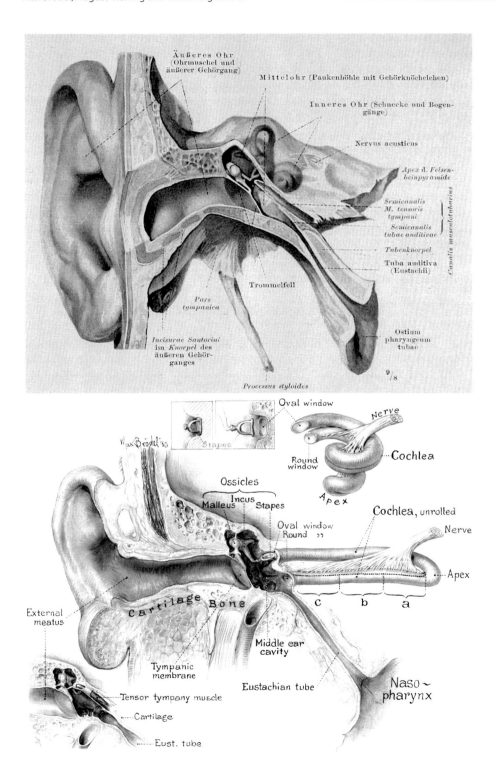

Fig. 3.2 Ear illustrations by Vierling (upper panel) and Brödel (lower panel)

tional communication with a large group of students in an expansive classroom through a limited number of visual props. Additionally, printing technology advanced rapidly during this time that facilitated the production of color prints at low cost enabling wide dissemination. Wall chart art became a commercial endeavor and limited production occurred at academic institutions. Therefore, Vierling and Brödel did not engage significantly in the production of wallcharts. However, during World War II the Frohse life size anatomical Wall Chart series was not available in the Unites States. Brödel agreed to update and add essential anatomy systems for Nystom & Company, Chicago. Although Brödel typically did not take assignments from outside JHU, he understood the educational value of these charts and agreed to supplement the existing archive (Crosby and Cody 1991: 202). A limited number of these still exist. Vierling also illustrated wall charts for educational purposes at the University of Heidelberg, but these were not made commercially available.

Wall chart renderings of Vierling and Brödel are viewed in ◘ Fig. 3.3. These images show many commonalities between the two illustrators. Both pieces provide vivid detail of relevant anatomical structures and both are beautifully rendered providing depth, texture and perspective. Interestingly, Vierling's image (left panel) is bolder than that of Brödel (right panel) in terms of contrast, hue and tone. Brödel's image is somewhat duller, although this could be the result of the lithographic printing process. Brödel uses subtle chiaroscuro effects conveying the

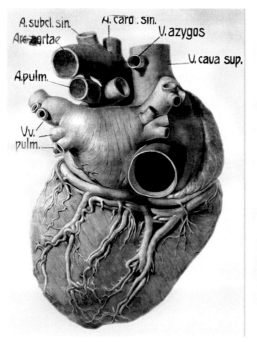
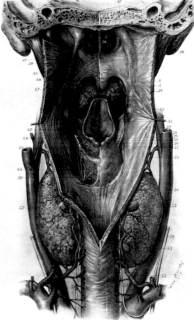

◘ **Fig. 3.3** Wall charts. Heart by Vierling (left panel) and posterior aspect of the pharynx by Brödel (right panel). 1918 American Frohse Anatomical Chart, A. J. Nystrom

sense of a single directional light source. This technique conveys a sense of depth to the pharynx facilitating a three-dimensional effect critical for understanding the morphology of this otherwise vacuous and relatively featureless anatomical structure. The brushstrokes and colors are used effectively to reveal the separate layers of the pharyngeal muscles from the overlaying fascial layer.

The light source is not easily discerned in Vierling's representation of the posterior aspect of the heart. Thus, the ventricles appear rather flat. The arterial and venous vessels are more dynamic since depth is rendered with textured lines. This quality reflects Vierling's steady hand and control of his medium. Every structure has its own identity and achieves a separate, esthetic quality, possibly reflecting Vierling's previous experience in decorative painting where a design is based on a sum of individual parts. Both images are esthetically pleasing in separate ways; however, both send a concise message to the viewer regarding the anatomical information that should gleaned.

3.5 Conclusion

Fledging Anatomy students frequently become overwhelmed with the enormity of the task ahead and, out of desperation, demand the instructor to "just tell me what I need to know." Vierling and Brödel answered that very directive by establishing clear objectives and utilizing a systematic approach to achieve a final artistic piece. Their masterful artistic abilities based on their command of tone, texture and contrast leaves no doubt of their objective for each piece as well as the specific anatomical content that the viewer is expected to learn and understand. Both received education in a common educational system, the Kunstgewerbeschule, with academic programs that emphasized technical skill, meticulous detail, and the importance of understanding the subject. This innovative system common to German-speaking countries at the time likely instilled a quest for knowledge as a means to achieve the highest degree of accuracy and precision in their medical art. Vierling went on and fulfilled an illustrious career in Heidelberg (Hoepke 1938) while Brödel was responsible for emergence of the discipline of Medical Illustration in the United States (Cullen 1945). He served as the founding Endowed Chair of the department of "Art as Applied to Medicine" at JHU and initiated Medical Illustration as a discipline unto its own within Medical Health Professions of University Administrative systems. The curricula sought students who possessed first and foremost a "keen interest in science, in nature and in all living things" (Brödel 1941: 671) while Vierling's keen appreciation for integrating systematic observation and conveying information through artistic expression was also a key component of his success. Although the concept and practice of medical illustration continues to evolve from the early days of Vierling and Brödel, the fundamental pedagogy that these artists initiated continues to embrace both scientific inquiry and artistic expression as the foundation of medical illustration.

Acknowledgement   Corinne Sandone is thanked for providing access to the Max Brödel Archives in the Department of Art as Applied to Medicine, Johns Hopkins University School of Medicine, Baltimore, Maryland, USA.

References

Archer P (1989) From the beginning: an historical review of medical art. J Audiov Media Med 12(2):51–62

Brandow A (2010) "Nothing other than the application of the fine arts to the demands of everyday life:" curricular reform and the institutionalization of applied arts education at the Austrian Academy and the Kunstgewerbeschule, 1786–1872. Unpublished essay

Brödel M (1941) Medical Illustration. JAMA 117:668–672

Bucchi M (1998) Images of science in the classroom: wallcharts and science education 1850–1920. Br J Hist Sci 31:161–184. ▶ https://doi.org/10.1017/S0007087498003240

Crosby RW, Cody J (1991) Max Brödel: the man who put art into medicine. Springer, New York, S 120143

Cullen TS (1945) Max Brodel, 1970–1941: director of the first Department of Art as Applied to Medicine in the world. Bull Med Library Assoc 33:5–29

Doll S (2013) Lehrmittel für den Blick unter die Haut. Präparate, Modelle, Abbildungen und die Geschichte der Heidelberger Anatomischen Sammlung seit 1805. Dissertation, Heidelberg

Fulton JF (1953) History of medical education. BMJ 2(4834):457–461

Ghosh SK (2015) Evolution of illustrations in anatomy: a study from the classical period in Europe to modern times. Anat Sci Educ 8(2):175–188

Hodges RSE (2003) The Guild handbook of scientific illustration. Wiley, Hoboken

Hoepke H (1938) August Vierling (obituary). Anat Anz 87:186–189

Jeismann KE (1987) Zur Bedeutung der Bildung in 19. Jarhundert, Handbuch der deutschen Bildungsgeschichte, Munich, DE

Kallius E (1924) Anatomie und bildende Kunst. In: Anatomie und bildende Kunst. J.F. Bergmann, Munich. ▶ https://doi.org/10.1007/978-3-662-30041-1_1

Leipzig Academy of Visual Arts/University of Applied Sciences Leipzig. ▶ https://www.hgb-leipzig.de/. Zugegriffen: 15. Apr. 2022

Naudé W, Nagler P (2021) The rise and fall of German innovation. IZA Discussion Paper Series (ISSN: 2365-9793)

Ng MS (2015) German influence on art education reform and school design in mid-nineteenth-century England. Cambridge Universit, Thesis. ▶ https://doi.org/10.13140/RG.2.2.13077.47845

Patel SK, Couldwell WT, Liu JK (2011) Max Brödel: his art, legacy, and contributions to neurosurgery through medical illustration: historical vignette. J Neurosurg 115(1):182–190. ▶ https://doi.org/10.3171/2011.1.JNS101094

Radwan HG (1997) Max Brödel (1870–1941) sein Leben und sein Beitrag zur Entwicklung der modernen Chirurgie (Doctoral dissertation)

Sabin FR (1934) Franklin Paine Mall, vol 180. Johns Hopkins Press

Schultheiss D, Engel RM, Crosby RW, Lees GP, Truss MC, Jonas U (2000) Max Brödel (1870–1941) and medical illustration in urology. J Urol 164(4):1137–1142. ▶ https://doi.org/10.1016/S0022-5347%2805%2967128-5

Watson P (2010) The German genius: Europe's third renaissance, the second scientific revolution and the twentieth century Simon and Shuster, NY. ISBN 9780857203243:085720324X

Großformatige anatomische Illustrationen

Körperbilder – Anatomische Wandtafeln für die Schule um 1900

Michael Markert und Ina Katharina Uphoff

Inhaltsverzeichnis

© Der/die Autor(en), exklusiv lizenziert an Springer-Verlag GmbH, DE, ein Teil von Springer Nature 2023
S. Doll und K. Nolte (Hrsg.), *Der Medizinische Blick in sammlungshistorischer Perspektive*, https://doi.org/10.1007/978-3-662-64192-7_4

4.1 Vermittlung anatomischen Wissens im Bild

Anatomisches Wissen über die menschlichen „Körperwelten" ist nicht erst seit Gunther von Hagens gleichnamigen Ausstellungen von großem öffentlichen Interesse. Schon im 19. und vor allem im frühen 20. Jahrhundert wurden Abformungen menschlicher Körperteile aus Wachs, sogenannte Moulagen, aber auch Präparate von kranken und gesunden Organen mit Bildungsabsicht einem nichtwissenschaftlichen Publikum präsentiert. Die „Internationale Hygiene-Ausstellung" im Jahre 1911 in Dresden mit einem Schwerpunkt auf gesundheitlicher Aufklärung zog über fünf Millionen Interessierte an und war der Ausgangspunkt für die Gründung des „Deutschen Hygiene-Museums" im Folgejahr, das heute jährlich etwa 280.000 Besucher*innen verzeichnet (zum Museum vgl. insbes. Nikolow 2015). Und selbst manche anatomischen Institute waren bereits im 18. und 19. Jahrhundert einem – wenn auch zahlenmäßig deutlich kleineren – bildungsbürgerlichen Personenkreis zugänglich, so etwa das bis heute existierende Anatomische Museum Leiden (Huistra 2018).

Anders als über die ortsgebundenen Präparatesammlungen und -ausstellungen ließen sich anatomische Kenntnisse mithilfe von Bildern deutlich niederschwelliger verbreiten. Sie waren gerade auch in der Wissensvermittlung an Kinder und Jugendliche die zentralen Medien. Mit Johann Amos Comenius' berühmtem, Mitte des 17. Jahrhunderts veröffentlichten Schulbuch „Orbis sensualium pictus", wurden Lehrinhalte sehr früh bildlich zur Darstellung gebracht. Comenius führte Begriffe aus der gesamten Lebenswelt, vom Tier- und Pflanzenreich über Handwerk und Institutionen bis Religion, anhand einer zweisprachigen Legende in Deutsch und Latein zu nummerierten Details in Holzstichen ein. Zwei der insgesamt 150 Tafeln widmeten sich dediziert der menschlichen Anatomie: „XXXIX. Caro & Viscera – Fleisch & Ingeweid" (◪ Abb. 4.1) sowie „XL. Canales & Ossa – Das Geäder und Gebeine" (Comenius 1698, S. 82–85).

Im aufklärerischen 18. Jahrhundert entstanden dann anspruchsvolle, farbige Bilderwerke, die zugleich für die häusliche und unterrichtliche Unterweisung von Kindern produziert wurden (vgl. Raff 1783; Ebert 1776–1778). Das „Bilderbuch für Kinder" des Weimarer Verlegers Friedrich Justin Bertuch (1747–1822), welches von 1792 bis 1830 in zwölf Bänden erschien, ist sicherlich das bekannteste dieser Werke. Im dritten Band nahm Bertuch die Anatomie des Menschen in den Blick und widmete ihr – wie 150 Jahre zuvor Comenius – zwei Tafeln: Nummer 70 zum „Beingerüste des menschlichen Leibes" (d. h. Skelett) und Nummer 99 zur „Lage der Eingeweide im menschlichen Körper" (Bertuch, Bertuch 1798, Tab. 99) (s. ◪ Abb. 4.2). Wie alle Tafeln wurden auch sie mit einem einseitigen Begleittext versehen, der die dargestellten Teile benennt und beschreibt.

Die in Werken wie dem „Bilderbuch für Kinder" angelegte Bildwelt verselbstständigte sich schließlich im Laufe des 19. Jahrhunderts, insbesondere durch die Verbreitung der von Alois Senefelder (1771–1834) erfundenen Lithographie. Das Verfahren erlaubte es, mit verhältnismäßig geringen Kosten, großformatige Farbabbildungen zu produzieren und dominierte bis in die 1920er Jahre den Groß-

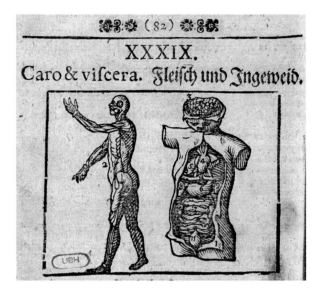

◘ Abb. 4.1 Tafel XXXIX. Caro & Viscera – Fleisch & Ingeweid. In: Comenius, J. A. (1698) Orbis Sensualium Pictus: Hoc est: Omnium fundamentalium in mondo rerum, & in vitâ actionum, Pictura & Nomenclatura. Noribergae: Endter. ▶ http://doi.org/10.11588/diglit.2549

formatdruck, der auch für die Vermittlung wissenschaftlichen Wissens bedeutungsvoll war (Museum der Arbeit 1999). Hatte man bis in die zweite Hälfte des 19. Jahrhunderts den Schüler*innen Bildtafeln aus Atlanten oder kleinere Handbilder vorgelegt, wurden nun zunehmend auf Pappe oder Leinwand aufgezogene Lithographien als neues Medium „(Schul-)Wandbild" in den Unterricht eingeführt. Der große Erfolg dieses Mediums lässt sich leicht an der Produktionsmenge ablesen, die sich von den 1870er Jahren bis ins erste Jahrzehnt des 20. Jahrhunderts fast vervierfachte, wobei auch die Größe der Bilder deutlich zunahm. Zu Beginn der Entwicklung waren Tafeln im Royal-Format mit 48 × 65 cm üblich; um 1900 hatten dann viele neu auf den Markt kommende Schulwandbilder mindestens eine Länge und/oder Breite von einem Meter, in manchen Fällen sogar von bis zu zwei Metern (Markert und Uphoff 2018).

Zunächst vorrangig für die Volksschule konzipiert, profitierte der Aufschwung des Wandbildes als maßgebliches Lehrmittel auch von der Einführung neuer Schularten wie Realgymnasium und Oberrealschule und deren gegenüber dem klassischen humanistischen Gymnasium stärkeren Betonung der Realien. Und selbst im Hörsaal der schnell wachsenden Universitäten[1] wurde das Wandbild zu einem wichtigen Anschauungsmedium. Gerade in den Lebenswissenschaften sind bis heute im deutschsprachigen Raum an zahlreichen Hochschulstandorten große

---

[1] Mit den veränderten Schulstrukturen erhöht sich auch die Anzahl der Studierenden (Jarausch 1982: 35 ff.) – allein in der Medizin von etwa 2500 im Jahre 1865/66 auf 7200 im Jahre 1900/01 und 17.600 im Jahre 1914 (Jarausch 1982, S. 136).

4

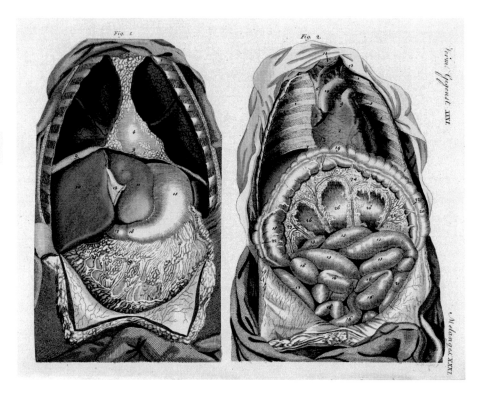

◘ **Abb. 4.2**   B. III, No. 99. Lage der Eingeweide im menschlichen Körper. In: Bertuch, F. J., & Bertuch, C. (1798). Bilderbuch für Kinder. Weimar und Gotha: Industrie-Comptoir. ▶ http://doi.org/10.11588/diglit.2631

historische Wandbildsammlungen aus dem frühen 20. Jahrhundert vorhanden – insbesondere in den Disziplinen der Botanik, Zoologie (z. B. Tunger et al. 2012) und natürlich in der Anatomie.[2]

4.2   Das anatomische Wandbild in der Schule

Im schulischen Unterricht wurde das Wandbild für mehrere Jahrzehnte zum Dreh- und Angelpunkt der Didaktik. Gestaltet war es in der Regel so, dass alle Bildinhalte in einem großen Klassenraum auch aus der letzten Reihe gut gesehen werden konnten (vgl. Uphoff 2010). Die neu verfügbaren Wandbildserien – so auch die zur Anatomie – wurden in Abhandlungen und pädagogischen Zeitschriften sowohl rezensiert und empfohlen als auch mit Anzeigen beworben (siehe u. a.

---

2   So auch an der Universität Heidelberg. Vgl. hierzu zudem die Sammlungsübersicht der Koordinierungsstelle für wissenschaftliche Universitätssammlungen in Deutschland 2021: ▶ https://portal.wissenschaftliche-sammlungen.de/.

Sterzenbach 1883, S. 554). Im Lehrmittelkatalog der Priebatsch'en Buchhandlung in Breslau aus dem Jahre 1876 und damit aus der Frühphase der massenhaften Produktion von Schulwandbildern waren unter dem Oberbegriff „Anthropologie" fünf Wandtafel-Serien zur Anatomie verzeichnet:

1) „Anatomische Wandtafeln" von Dr. Alfred Fiedler (1835–1921), Leiter des Dresdener Stadtkrankenhauses, 2) „Anatomisch-mikroskopische Wandtafeln zur Lehre über den mikroskopischen und makroskopischen Bau der Organe des menschlichen Körpers" von Ernst Wenzel (1840–1896), Professor für Anatomie an der Universität Leipzig, 3) „Anatomische Wandtafeln", nach der Natur gezeichnet und für Schulen bearbeitet von Kreisschulrat L. Keller (Lebensdaten unbekannt) – fortgeführt von Dr. Rudolf Zilles (Lebensdaten unbekannt), 4) „Anatomische Wandtafeln für Volks- und Mittelschulen" des Wiener Anatomen Hanns Kundrat (1845–1893) und 5) „Anatomische Tafeln" von Johann Gottlieb Kutzner (1822–1872)[3], Ordinarius an einer städtischen Bürgerschule. Unter den Bildautoren fanden sich damit medizinische Praktiker und Anatomieprofessoren ebenso wie Schulmänner, obgleich die zeichnerische Umsetzung oft durch ausgebildete Künstler erfolgte.

Auf den Tafeln dargestellt sind aus heutiger Perspektive erwartbare, allgemein-anatomische und zumeist makroskopische Inhalte, wofür die Serie von Keller und Zilles, die etwa im „Rheinischen Schulmann" (vgl. Rheinischer Schulmann 1888) beworben wurde, als Beispiel dienen kann. Diese insgesamt acht Tafeln geben einen Überblick über das Knochengerüst des Menschen, die Muskeln, das Nerven- und Kreislaufsystem, ergänzt um besonders relevante Teile, denen eigene Tafeln gewidmet wurden, wie die Sinnes- oder Verdauungsorgane. Dargestellt wurde also der gesunde menschliche Körper in seiner Grundstruktur, der über die einzelnen Tafeln quasi zergliedert und vor den Augen der Schüler*innen gänzlich neu sichtbar gemacht werden sollte.

Mit Blick auf das im Unterricht zu vermittelnde Wissen ist diese Wandbildserie aufschlussreicher als die seinerzeit gültigen Lehrpläne. Für das letzte Schuljahr sah etwa der preußische Lehrplan für Mittelschulen aus dem Jahre 1872 unter „Naturkunde – Naturbeschreibung" zwei medizinische Themenfelder zwischen „Das Allgemeinste über das Leben der Pflanzen" und „Beschreibung von Thieren in der Reihenfolge des Systems" vor: „Kenntnis des menschlichen Körpers" und „Diätetik", also Gesundheitslehre (OA 1872, S. 603). Konkreter als diese kurzen Überschriften wurde der Lehrplan bezüglich der Inhalte nicht.

An der grundsätzlichen Verknüpfung von Körper- und Gesundheitslehre änderte sich auch im neuen Lehrplan für höhere Schulen in Preußen von 1901 und damit knapp drei Dekaden später wenig, obzwar der „Bau des menschlichen Körpers" für das Realgymnasium in Orientierung an der Hochschule als „Anatomie und Physiologie des Menschen" (OA 1901, S. 533) bezeichnet wurde. Weiterhin standen am Gymnasium für die Naturwissenschaften Physik, Chemie und Biologie insgesamt zwei Unterrichtsstunden pro Woche zur Verfügung. In der Oberstufe des Realgymnasiums und an den Realschulen waren für diese Inhalte aller-

---

3 Verlegt bei K. Flemming in Glogau 1854, angez. von E. Brücke.

dings bis zu fünf (OA 1901, S. 474) bzw. an den Oberrealschulen sechs (OA 1901, S. 475) Stunden vorgesehen, was entsprechend auch Raum für eine intensivere Beschäftigung mit dem menschlichen Körper schuf.

4.3 Fiedlers Anatomische Wandtafeln

Die Konstanz der Behandlung der Themengebiete im Lehrplan spiegelt sich auch in den verfügbaren Wandbildern, die teilweise über viele Jahrzehnte und damit einige Lehrplanrevisionen hinweg produziert wurden. Eine besonders langlebige Serie war das bereits im oben zitierten Lehrmittelkatalog verzeichnete Werk „Fiedlers Anatomische Wandtafeln", welches 1868 auf Veranlassung des „Königlich Sächsischen Ministeriums des Kultus und öffentlichen Unterrichts" in der 1. Auflage für den Gebrauch an Volksschulen erschien. Der Namensgeber Alfred Fiedler war zu diesem Zeitpunkt Medicinal-Assessor und Professor am Stadtkrankenhaus in Dresden, gezeichnet und lithographiert wurden die Tafeln von M. Krantz, gemeint ist zweifellos der Dresdner Moritz Krantz (1812–1869), der auch für zahlreiche anatomische Atlanten Bilder anfertigte. Krantz studierte an der Dresdner Kunstakademie, an der ab dem frühen 19. Jahrhundert kunstanatomische Vorlesungen gehalten und darin Sektionen an Menschen durchgeführt wurden. Die Akademie verfügt bis heute über eine ausgezeichnete anatomische Sammlung, die unter anderem einen europaweit einmaligen Bestand an Bänderskeletten umfasst (Mühlenberend 2007, S. 174–197).

Die Qualität der Serie, die zugleich auch im Hochschulunterricht hätte eingesetzt werden können, liegt insbesondere in der Genauigkeit der Darstellung. Die einzelnen Bildinhalte werden detailliert gezeigt und stehen in einem systematischen Bezug zueinander. Beispielhaft dafür ist die Tafel mit der Nr. 5 (siehe ◨ Abb. 4.3) Das Augenmerk liegt hier auf der topografischen Lage der Nieren im sog. Retrositus. Ergänzt zum Hauptbild wird oben links ein Frontalschnitt durch die Niere gezeigt, sodass der Aufbau der Niere aus Nierenrinde, Nierenmark und Nierenbecken mit Harnleiter und Nierenarterie zu sehen ist. Auf der rechten Seite findet sich eine mikroskopische Darstellung der Funktionseinheiten der Niere, bestehend aus Kapillarschlingen (Glomerulum) und dem komplex aufgebauten Tubulussystem.[4]

Dass diese Zusammenarbeit eines medizinischen Praktikers und eines anatomisch gut ausgebildeten Künstlers auch Fachleute überzeugte, machte eine der frühesten Rezensionen von keinem geringeren als dem Berliner Pathologen Rudolf Virchow (1821–1902) deutlich, der diese in seinem „Archiv für pathologische Anatomie und Physiologie und für klinische Medicin" veröffentlichte:

» „Es ist dies unseres Wissens der erste Versuch, in wirklich practischer Weise den Anforderungen der neuen Zeit für den Schulunterricht nachzukommen, ein Versuch,

---

4   Ein großer Dank für die Ausführungen zu den Schulwandbildern gilt an dieser Stelle Dr. Maike Veyhl-Wichmann, Institut für Anatomie an der Universität Würzburg.

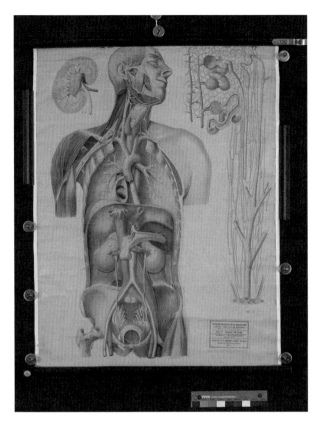

■ **Abb. 4.3** Nr. 5. Rumpf mit Kopf, Fiedler, A. und Hoelemann, E., Anatomische Wandtafeln für den Schulunterricht; C. C. Meinhold & Söhne, Dresden 1903 (Sammlung Forschungsstelle Historische Bildmedien Würzburg FHBW/R K 3463)

der um so grössere Anerkennung verdient, als an den meisten Orten die Regierungen entweder noch Bedenken tragen, den naturwissenschaftlichen Vorträgen ausserhalb der Universitäten eine genügende Ausdehnung und eine Anschauungs-Unterlage zu gewähren, oder wenigstens diesem Bedürfnisse in einer so kümmerlichen Weise entsprechen, dass ein echter Erfolg nicht zu erwarten steht." (Virchow 1869, S. 524 f.)

Allein bis 1903 erschienen neun Auflagen der Serie, wobei für den bald verstorbenen Krantz der Zeichner F. Foedisch (Lebensdaten unbekannt) die Arbeit übernahm; weiterhin wurde Fiedler später bei der inhaltlichen Betreuung von Emil Hoelemann (Lebensdaten unbekannt) unterstützt.

Augenscheinlich war die Serie sehr erfolgreich und wurde noch im Jahre 1907 und damit knapp vierzig Jahre nach ihrem erstmaligen Erscheinen von Schulpraktikern sehr positiv besprochen. Der als Pädagoge tätige Konrad Höller (Lebensdaten unbekannt) urteilte in seiner monographischen Sammelrezension zu 15 zoologischen, 19 botanischen und neun humananatomischen Lehrtafelserien mit dem Titel „Das Bild im naturgeschichtlichen Unterricht": „Sehr gut sind [...] die anatomischen Tafeln von Dr. Fiedler und Dr. Höhlemann.[…] Das Bilderwerk ist sehr empfehlenswert." (Höller 1907, S. 29)

Wie viele andere Wandbildserien wurde auch die Fiedlersche Serie von einer Textpublikation als Leitfaden für den unterrichtlichen Einsatz der Bilder und damit als Ergänzung zum allgegenwärtigen Schullehrbuch begleitet. Diese gab Fiedler gemeinsam mit dem Dresdner Lehrer Johannes Blockwitz unter dem Titel „Der Bau des menschlichen Körpers" mit anfangs 65 Seiten Umfang heraus (Fiedler 1868). Virchow bezeichnete das Büchlein in seiner Rezension als einen „besonderen Leitfaden",

» „der die verschiedenen Gewebe und Organe der Reihe nach darstellt und in Anmerkungen allerlei practische, namentlich vergleichend-anatomische und pathologische Hinweisungen enthält. Sowohl für Lehrer, als für Schüler, ist dieser Leitfaden gewiss von grossem Werthe, und wir bezweifeln nicht, dass der Anschauung des heranreifenden Geschlechts von dem eigenen Körper, welche für die Gesammt-Auffassung von so entscheidender Bedeutung ist, dadurch eine vortreffliche Grundlage gegeben ist." (Virchow 1869, S. 525)

Auch diese Begleitschrift wurde immer wieder überarbeitet und an die jeweiligen Bedürfnisse angepasst, die 10., inzwischen 168-seitige und vermutlich letzte Ausgabe – dann mit dem Co-Autor Hoelemann – erschien 1917 (Fiedler und Hoehlemann 1917). Die Wandbildserie selbst ist noch im Schulwart-Katalog von 1949 (Koehler & Volckmar 1949, S. 29) nachweisbar und war damit mehr als 80 Jahre lang im Vertrieb.

4.4 Anatomie und Gesundheitserziehung – Eschners Anatomische Wandtafeln

Im Vorwort zur 1903 erschienenen achten Auflage vom „Der Bau des menschlichen Körpers" nahm Fiedler eine Einschränkung vor, die vor dem anatomischen Hintergrund des Tafelwerks überrascht:

» „[D]ie jetzt so beliebten populären Darbietungen aus der Lehre von den Krankheiten und ihrer Behandlung sind absichtlich und grundsätzlich vermieden worden. Derartige Elaborate haben jederzeit mehr Schaden als Nutzen gestiftet; auf der einen Seite hypochondrische Ängstlichkeit gezüchtet und andrerseits der weitverbreiteten Neigung, an sich – und mit unverantwortlichem Leichtsinn auch an seinen Mitmenschen – zu kurpfuschen, Vorschub geleistet." (Fiedler und Hoehlemann 1903)

Fiedler reagierte damit auf den stetig wachsenden Diskurs um Gesundheitserziehung und Krankheitsprävention inner- und außerhalb der Schule und sah sich mit seinem anatomischen Tafelwerk und dessen Begleitpublikation offensichtlich nicht in der Pflicht, auf diese Entwicklung einzugehen. Die stärkere Fokussierung auf die Prävention von Krankheiten und die „hygienische Belehrung" (vgl. Schulze 1906) mittels Schulwandbildern nach der Jahrhundertwende – so fand

1904 in Nürnberg der „I. Internationale Kongreß für Schulhygiene" (vgl. Schubert 1904) statt – war nicht zuletzt ein Effekt der durch die Industrialisierung weiter beförderten Urbanisierung. Die steigenden Bevölkerungszahlen gingen vielfach mit unzureichenden Wohnverhältnissen, ärmlichen Lebensbedingungen und einer mangelhaften Ernährung Hand in Hand, wodurch auch der Nährboden für (Infektions)-Krankheiten wie Tuberkulose entstand.

Große Bedeutung als Bildungsinstitution erlangte hier bald das eingangs schon erwähnte, im Jahre 1912 gegründete Deutsche Hygiene-Museum in Dresden, welches über eine eigene Lehrmittelproduktion verfügte und mit der „Aktiengesellschaft für hygienischen Lehrbedarf" als Unternehmen den Vertrieb von Wandtafeln, Modellen, Präparaten und Diaserien organisierte (zum Museum und seiner Entwicklung vgl. insbes. Nikolow 2015).

Dass die Gesundheitserziehung allerdings auch schon vor 1900 Thema der sich an den Lehrplänen orientierenden Lehrmittelproduktion war, wird an einer ab 1890 erscheinenden Serie deutlich, den „Anatomischen Wandtafeln" des Lehrers und Schriftstellers Max Eschner (1864–1926). Eschner verfasste unter anderem ein Sachbuch mit dem Titel „Unsere Nahrung" (Eschner 1897) und veröffentlichte neben „Technologischen Wandbildern" auch Wandbilder zu „Deutschlands Kolonien", sodass er eher als ein Experte für Wissensvermittlung als für Medizin im engeren Sinne zu betrachten ist. Die anatomischen Tafeln Eschners wurden von Bruno Héroux (1868–1944), Professor an der Akademie der Künste in Leipzig, gestaltet und von F. E. Wachsmuth in Leipzig verlegt. Im selben Verlag und Jahr erschienen Eschners Erläuterungen zu den Wandbildern mit dem Titel „Bau und Pflege des menschlichen Körpers".

Im Unterschied zur Serie Fiedlers finden sich in den Wandbildern von Max Eschner insgesamt weniger anatomische Details. Dafür wurde deren Nummerierung sowohl in der Begleitpublikation aufgegriffen, als auch direkt in einer Legende auf der Tafel erläutert, wie auf dem Schulwandbild mit der Nummer 3 zu sehen ist (siehe ◘ Abb. 4.4). Das Bild zeigt die Körperhöhlen, d. h. Thorax (Brust) und Abdomen (Bauch) mit den innenliegenden Organen. Anschaulich wird die Lage der Organe zueinander dargestellt, die Wandtafel bleibt aber in der Anordnung der ergänzenden Einzelabbildungen eher willkürlich. Links oben im Bild ist das Kreislaufsystem des Körpers (A) exemplarisch dargestellt, daneben Magen und Zwölffingerdarm mit der Einmündung der Gallenblase und der Bauchspeicheldrüse (B). D zeigt die Verästelung der Bronchien und Lungengefäße, E verweist auf den Feinbau der Lunge selbst.

Der schon zitierte Höller verglich die Serie Eschners in seiner Sammelrezension direkt mit den Tafeln Fiedlers und stellte knapp fest: „Einfacher in der Anordnung und auch in ihrer Ausführung sind die Eschnerschen anatomischen Tafeln." (Höller 1907, S. 29) Ein anderer Rezensent im Jahre 1913 führte sein Urteil konkreter aus und bemängelte eine übermäßige didaktische Reduktion:

4

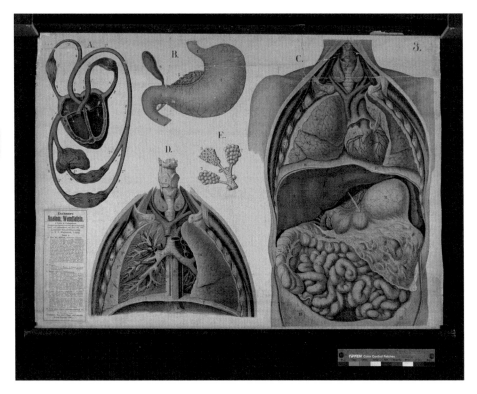

Abb. 4.4   Nr. 3. A. Herz mit Blutlauf/B. Magen/C. Brust- und Unterleibsorgane/D. Lunge/E. Ende eines feinen Luftröhrenzweiges, Eschners Anatomische Wandtafeln; F. E. Wachsmuth, Leipzig um 1890 (Sammlung Forschungsstelle Historische Bildmedien Würzburg FHBW/RK 20723)

» „Die Nebenabbildungen sind weniger instruktiv, da sie meistens nur den groben äußeren Bau der Organe berücksichtigen; so sind z. B. die Herzklappen nicht veranschaulicht, und bei den Lungenbläschen sind die für die Erklärung der feineren Vorgänge bei der Atmung unentbehrlichen Blutkapillaren gar nicht zu erkennen. Infolgedessen bieten diese Tafeln für den Unterricht in größeren Schulsystemen etwas zu wenig." (Stroede 1913, S. 26)

Während man beim Arzt Fiedler und seinem an der Dresdner Akademie ausge-bildeten Zeichner davon ausgehen kann, dass sie selbst an Sektionen teilnahmen und daher eine eigene anatomische Anschauung hatten, griff Eschner für seine Tafelserie nach eigenen Angaben auf die Lektüre populärmedizinischer Werke zurück (Eschner 1891, Vorwort). Es handelte sich dabei insbesondere um „Der Leib des Menschen. Dessen Bau und Leben" des außerordentlichen Professors für Hygiene und Gerichtsmedizin Carl (oder Karl) Reclam (1821–1887) sowie das weit verbreitete Werk „Das Buch vom gesunden und kranken Menschen" des ebenfalls in Leipzig tätigen Pathologen Carl Ernst Bock (1809–1874). Entspre-chend dieser literarischen Vorbilder finden sich in Eschners Begleitpublikation zu den Tafeln neben konkreten Informationen zu Muskeln, Knochen und Organsystemen auch Hinweise auf die Pflege und Gesunderhaltung des Körpers. So heißt es etwa am Ende des Kapitels zum Knochengerüst:

> » „Zur Pflege der Knochen gehört zuerst eine zweckentsprechende Auswahl der Nahrung, durch welche dem Knochen die zu seinem Wachstume notwendigen Stoffe zugeführt werden […]. Kinder halte man jederzeit zu gerader Haltung dem Sitzen und Gehen an […] Enges Schuhwerk verursacht Verkrümmung und Verkrüppelung der Füße. […] Für die Pflege der Zähne sei noch besonders gesagt: Halte sie reinlich! […].“ (Eschner 1891, S. 13)

Dem zeitgenössischen Diskurs zu Gesundheitslehre und Hygieneerziehung folgend, betrachtete Eschner – anders als Fiedler – diesen Themenbereich als seine Vermittlungsaufgabe und in der 6. Auflage des Begleitwerkes aus dem Jahre 1902 wurden dementsprechend auch Erläuterungen zur Tuberkulose eingefügt (Eschner 1902).

Die verhältnismäßig preisgünstigen Wandbilder Eschners – 1907 kostete der Satz mit vier Tafeln 5,80 Reichsmark, während für sechs Tafeln von Fiedler 18 Reichsmark veranschlagt wurden (Schröder 1907, S. 25–26) – erlaubten es, „[…] daß auch die ärmeren Schulen recht wohl das Werk zu beschaffen vermögen.“ (Schröder 1907, S. 6) Ihr unterrichtlicher Wert war allerdings – wie oben erläutert – umstritten.

4.5 Wandbilder an Schule und Hochschule

Die Wirkung und Relevanz der hier zitierten Urteile ist schwer einzuschätzen, auch angesichts des knapp bemessenen naturkundlichen Unterrichts des späten 19. und frühen 20. Jahrhunderts, in dem kaum Zeit für intensivere Auseinandersetzungen mit den Themenfeldern der Humananatomie und der Gesundheitslehre zur Verfügung standen bzw. nur an bestimmten (höheren) Schulformen vorgesehen waren. Ungeachtet dessen lassen sich etwa in Schröders „Führer durch die Lehrmittel Deutschland, V. Band: Naturgeschichte“ von 1907 neben den Serien von Fiedler und Eschner noch elf weitere, thematisch umfassende humananatomische Wandbildserien finden (Schröder 1907, S. 5–7). Diese Vielfalt ist auch insofern erstaunlich, als die zentralen anatomischen Inhalte – insbesondere Skelett, Muskelsystem und Organlage im Torso – gleichgeblieben sind. Auch haben sich die Darstellungsweisen seit den ersten anatomischen Bildwerken auf den ersten Blick nicht verändert: Ein dem Betrachtenden zugewandter ‚Muskelmann‘ mit angewinkeltem Bein, wie auf der Tafel Eschners (siehe ◘ Abb. 4.5), findet sich schon in Juan Alverde de Amuscos „Anatomia del corpo humano“ aus dem Jahre 1560 (de Amuscos 1560), und die oben gezeigte Buch-Tafel Bertuchs scheint denselben Zweck erfüllt zu haben wie vergleichbare Wandbilder aus späterer Zeit.

Die Unterschiede liegen eher auf der schulpraktischen und didaktischen Ebene. So ist die Wandtafel 1 und 2 von Eschner deutlich auf den Schulunterricht ausgerichtet: Der auf dem Blatt verfügbare Platz ist bestmöglich genutzt und kräftige Farben ermöglichen ein gutes Erfassen der Darstellung auch aus größerer Distanz. Die Skeletteile sind mit einer weißen Kontur unterlegt, um die ‚eigentlichen‘ Körpermaße kenntlich zu machen und zugleich die hellen Knochen

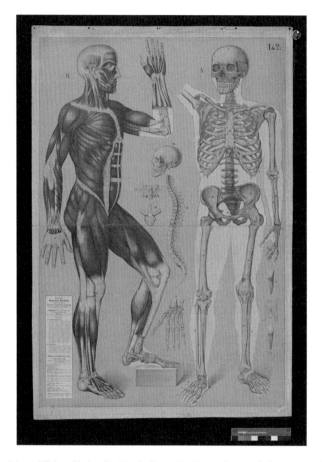

Abb. 4.5   A. Menschliches Skelett/B. Muskulatur, Eschners Anatomische Wandtafeln, Nr. 1 und 2, F. E. Wachsmuth, Leipzig um 1890 (Sammlung Forschungsstelle Historische Bildmedien Würzburg FHBW/20721)

deutlicher hervortreten zu lassen. Die Muskeln werden dabei nur oberflächlich gezeigt, d. h. es fehlen die tiefer und dorsal gelegenen Muskeln.

Den Schullehrkräften kam es auf kleine Unterschiede in den kommerziellen Bildwerken an, was den thematischen Schwerpunkt, die künstlerische Ausführung, den unterrichtlichen Einsatz, die Qualität der Begleitpublikation und nicht zuletzt den Preis betraf. Mit der Entscheidung für ein Bildwerk wurde eben auch festgelegt, was sich auf welche Weise im Unterricht visuell präsentieren ließ – und was dezidiert nicht thematisiert und visualisiert werden sollte.[5] Für die Schulen

---

5   So vermerkt z. B. Rudolf Virchow die Auslassung der Sexualorgane: „Aus leicht zu begreifenden Gründen ist jede Beziehung auf das Sexualsystem oder, wie man in den kurhessischen Gerichtsverhandlungen zu sagen pflegt, auf die „kritische Orte" vermieden worden." (Virchow 1869, S. 525)

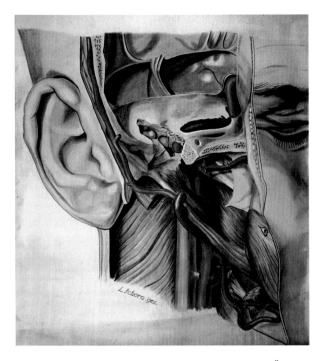

◘ Abb. 4.6 Elisa Schorn: Tiefe Gefäßversorgung des Gesichts, um 1900, Öl auf Leinwand (Sammlung des Anatomischen Instituts der Universität Heidelberg, Signatur LT53)

ging es darum, Überblicksbilder mit gut fasslicher Aussagekraft zu erwerben, über die sich langfristig die unterrichtliche Vermittlung basaler Kenntnisse gestalten ließ. Immerhin war das (Wand-)Bild im Unterricht der Anatomie oftmals die einzige visuelle Quelle und hatte daher eine zentrale Stellung.[6]

Diese schulpraktische Dimension der Lehrmittel macht schließlich auch eine grundlegende Differenz zur Nutzung von anatomischen Bildmedien in der Hochschule deutlich. So finden sich weder in Heidelberg noch an anderen universitären anatomischen Wandbildsammlungen viele seriell produzierte, in früheren Zeiten über den Lehrmittelhandel angebotene Tafelwerke wie die hier vorgestellten. Vielmehr wurde ein Großteil der Bilder vor Ort für die spezifischen Lehrbedürfnisse von den institutseigenen Zeichner*innen nach Vorlagen in anatomischen Atlanten oder nach eigener Anschauung während der Präparation angefertigt (siehe ◘ Abb. 4.6). Diese Tafeln sind wegen der hohen Anforderungen in der medizinischen Ausbildung oft detailreicher als ihre Schulpendants. Sie konzentrieren sich darüber hinaus meist auf bestimmte Organe oder feinere anatomische Strukturen. Deutlich wird daran eine Anpassung an spezifische, auch lokale Bedarfe, welche die eher allgemeinen, für unterschiedliche Schularten konzipierten kommerzi-

---

6   Im Hochschulunterricht konnte das anatomische Wandbild häufig mit anderen Medien, wie Modellen und Präparaten, kombiniert oder das relevante Wissen an einer Leiche vorgeführt werden.

ellen Tafeln kaum abdecken konnten. Dem grundlegenden Anspruch, Kinder und Jugendliche über den menschlichen Körper aufzuklären, wurden die schulischen Wandbilder jedoch in vielfacher Hinsicht über einen langen Zeitraum durchaus gerecht.

Literatur

Bertuch FJ (1798) Bilderbuch für Kinder. Industrie-Comptoir, Weimar und Gotha

Comenius JA (1698) Joh. Amos Comenii Orbis Sensualium Pictus: Hoc est: Omnium fundamentalium in mondo rerum, & in vitâ actionum, Pictura & Nomenclatura, Editio auctior et emendatior, cum Titulorum juxtà atq[ue] Vocabulorum Indice. Endter, Noribergae

de Amuscos JA (1560) Anatomia del corpo humano. Per Ant. Salamanca, et Antonio Lafrerj, Rom

Ebert JJ (1776–1778) Naturlehre für die Jugend, Bd. 3. Weidmann, Leipzig

Eschner M (1891) Bau und Pflege des menschlichen Körpers, 2. Aufl. Wachsmuth, Leipzig

Eschner M (1897) Unsere Nahrung. Hobbing & Büchle, Stuttgart

Eschner M (1902) Bau und Pflege des menschlichen Körpers, 6. Aufl. Wachsmuth, Leipzig

Fiedler A (1868) Der Bau des menschlichen Körpers: Leitf. Für d. Schulunterricht beim Gebrauche d. vom Königl. Sächs. Landes-Medicinal-Collegium hrsg. Anatom. Wandtafeln. Meinhold, Dresden

Fiedler A, Hoehlemann E (1903) Der Bau des menschlichen Körpers, 8. Aufl. Meinhold, Dresden

Fiedler A, Hoehlemann E (1917) Der Bau des menschlichen Körpers, 10. Aufl. Meinhold, Dresden

Höller K (1907) Das Bild im naturgeschichtlichen Unterricht. Erwin Nägele, Leipzig

Huistra H (2018) The afterlife of the Leiden Anatomica collections. Hands on, hands off. Routledge, London

Jarausch KH (1982) Students, society, and politics in imperial Germany: The rise of academic illiberalism. Univ. Pr, Princeton, N. J.

Koehler & Volckmar A.-G. & Co (1949) Schulwart. Lehrmittelführer für das gesamte Schulwesen. Selbstverlag, Stuttgart

Koordinierungsstelle für wissenschaftliche Universitätssammlungen in Deutschland (2021) Wissenschaftliche Sammlungen. ▶ https://portal.wissenschaftliche-sammlungen.de/. Zugegriffen: 14. Mai 2021

Markert M, Uphoff IK (2018) Für das Studium der Natur. Die Produktion und Rezeption naturkundlicher Schulwandbilder um 1900. Bildungsgeschichte Int J Hist Educ 8:42–63

Mühlenberend S (2007) Surrogate der Natur: die historische Anatomiesammlung der Kunstakademie Dresden. Fink, München

Museum der Arbeit (Hrsg) (1999) Bilderbunter Alltag. 200 Jahre Lithographie. Ausstellungskatalog. Christians, Hamburg

Nikolow S (Hrsg) (2015) Erkenne Dich selbst! Strategien der Sichtbarmachung des Körpers im 20. Jahrhundert. Böhlau, Köln

O. A. (1872) Lehrplan für die Mittelschule. Zentralblatt für die gesamte Unterrichtsverwaltung in Preußen 14:599–608

O. A. (1888) Rheinischer Schulmann 6:o. S

O. A. (1901) Neue Lehrpläne und Lehraufgaben für die höheren Schulen in Preußen. Zentralblatt für die gesamte Unterrichtsverwaltung in Preußen 43:471–544

Raff GC (1783) Naturgeschichte für Kinder. Johann Christian Dieterich, Göttingen

Schröder C (Hrsg) (1907) Führer durch die Lehrmittel Deutschlands. V. Bd: Naturgeschichte. Friese & Fuhrmann, Magdeburg

Schubert P (1904) (Hrsg) Bericht über den I. Internationalen Kongreß für Schulhygiene. Schrag, Nürnberg

Schulze B (1906) Hygienische Belehrung an höheren Schulen. In: Wilhelm Rein W (Hrsg) Enzyklopädisches Handbuch der Pädagogik. Beyer & Söhne, Langensalza, S 466–478

Sterzenbach A (1883) Über den naturwissenschaftlichen Unterricht in mehrklassigen gehobenen Volksschulen. Der Rheinische Schulmann 1:543–557

Stroede G (1913) Hygienische Jugendunterweisung. In: Lorentz F, Kemsies F (Hrsg) Hygienische Unterweisung und Jugendfürsorge an den Schulen. Zickfeldt, Osterwiek/Harz, S 11–29

Tunger C, Markert M, Hoßfeld U (2012) Alte Lehrmittel – neu entdeckt. Die Wandtafelsammlung der Speziellen Zoologie in Jena. Ann Hist Philos Biol 17:333–352

Uphoff IK (2010) Schulwandbild. In: Franz K, Lange G, Payrhuber FJ (Hrsg) Kinder- und Jugendliteratur. Ein Lexikon, 40. Ergänzungslieferung Oktober. Corian, Meitungen, S 1–17

Virchow R (1869) Besprechungen. In: Virchow R (Hrsg) Archiv für pathologische Anatomie und Physiologie und für klinische Medicin, Bd 45, S 524–525

Von Sichtbarkeiten und (sozialistischen) Arbeitsgemeinschaften: Ein Tafelmotiv der Verdauung zwischen den 1920er und 1960er Jahren

Christian Sammer

Inhaltsverzeichnis

© Der/die Autor(en), exklusiv lizenziert an Springer-Verlag GmbH, DE, ein Teil von Springer Nature 2023
S. Doll und K. Nolte (Hrsg.), *Der Medizinische Blick in sammlungshistorischer Perspektive*, https://doi.org/10.1007/978-3-662-64192-7_5

Bildtafeln sind allgegenwärtig. Ob in Atlanten, Wörterbüchern, Enzyklopädien, Lexika, Hörsälen, Ausstellungen oder Klassenzimmer: An vielen Orten sind es Tafeln, die uns komplexe Zusammenhänge – wie den Körper, Krankheit oder Gesundheit – bildlich verständlich machen. Im Bereich der Anatomie verdoppeln sie als robuste und mobile Medien gleichsam die Welt, fangen eine heikle, endemische und ephemere Situation – wie den präparierten menschlichen Körper – ein und machen als (zwangsläufig kulturell geprägte) Repräsentation, das was sie sichtbar machen, kontrollierbar und bei seriellen Tafelwerken komplementär. So auch im Fall von „Abdomen, Darm – Darstellung der Gefäße". Hier ist die Klammer gesetzt und spreizt die säuberlich quergeschnittene Bauchdecke nach links und rechts auf. Fein verästelt umranken in stechendem blau und rot gehaltene Gefäße von der Pfortader ausgehend den für den*die Betrachter*in präparierten Vierteltorso mittig im Bild. Muskelstränge sind im Bildhintergrund angedeutet, das Bauchfell hellbläulich abgehoben und nur partiell ausgeführt, die Bauchspeicheldrüse im Hintergrund aufgrund ihrer spezifischen Oberflächlichkeit (nur) für die*den wissende*n Betrachter*in erkenntlich. Ein Blick wird in das Innere des Bauchraums gestattet, wie auch durch insgesamt vier Schnitte in den Dick- und Dünndarm in das Dunkel der Verdauungsröhre (◼ Abb. 5.1).

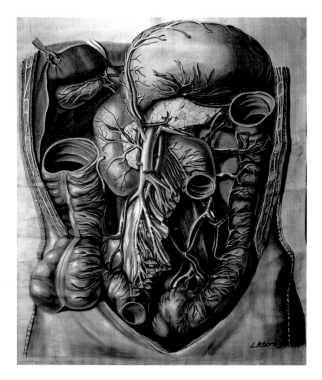

◼ **Abb. 5.1**   Abdomen, Darstellung der Organe und Gefäße; Sammlung des Instituts für Anatomie und Zellbiologie, Heidelberg. (Quelle: Heidelberg Schorn, Elisa (1934–1945): Abdomen, Darm – Darstellung der Gefäße, HeidIcon #596067. Abdruck mit freundlicher Genehmigung der Universität)

Ihre Oberfläche im Inneren führte die Anatomiezeichnerin Elisa Schorn (*1905–1997), die zwischen 1934 und 1945 am Anatomischen Institut der Universität Heidelberg angestellt war und in dieser Zeit wohl auch diese Wandtafel erstellte, mit ihren Ölfarben nicht mehr aus (zur Zeichnerin siehe den Eintrag auf dem Portal der Deutschen Nationalbibliothek).

Heute hinterlässt uns die Tafel Fragen: nicht nur nach der Entstehung, nicht nur nach der Provenienz. Sie lässt auch fragen, wo diese Tafel, von wem und wann sie zu sehen war; oder woran es eigentlich liegt, dass in der Beschreibung des Bildes bereits von Gefäßen, Bauchraum, Bauchfell, Muskeln oder Därmen die Rede ist. Liegt es nur an der Bildbeschreibung „Abdomen, Darm, Darstellung der Gefäße"? Oder hat es auch mit dem eingeübten verständnisreichen Sehen auf anatomische Abbildungen zu tun, die uns beispielsweise blau und rot schnell als Gefäße, die sauerstoffarmes bzw. -reiches Blut befördern, erkennen oder die Klammer links oben im Bild als Authentizitätszeichen einer korrekten und den Blick öffnenden Präparation eines menschlichen Körpers deuten lassen?

Meine bereits interpretierende Beschreibung legt zugegebenermaßen diese Deutung der Gewordenheit und seit ca. 1930 weitgehend historischen Bruchlosigkeit unseres Blickverständnisses nahe. Wissenschaftliche Abbildungen lassen aber auch ein Verständnis von Objektivität begründen, das auf historisch wandelbaren Vorstellungen eines tugendhaft erkennenden und kommunizierenden Wissenschaftssubjektes beruht (Daston und Galison 2007). Wissenschaftliche Zeichner*innen wie Elisa Schorn wählten nach bestimmten Kriterien aus, was sie sichtbar machten, was sie durch Zuschnitt, Schematisierungen oder Vergrößerungen, durch visuelle Verstärkungen, Auslassungen oder Schematisierungen bewirkten (Rheinberger 2009). Wandtafeln, die ihren Höhepunkt um 1900 herum fanden, funktionierten als Darstellungsgüter eines visuellen Anschauungsunterrichts, indem auf ihnen komplexe Sachverhalte dem jeweiligen didaktischen Interesse entsprechend geordnet sichtbar und (metaphorisch und sprachlich) erklärt werden konnten (Bucchi 2006).

Dass Tafeln beide Pole im Kontinuum der Wissensvermittlung durch eine naturalistische wie auch eine metaphorisch deutende Gestaltung bespielen konnten, zeigt sich, wenn man auf andere anatomisch/physiologische Tafelwerke in der Zeit von Elisa Schorn blickt, die an anderen Orten als dem universitären Hörsaal zu sehen waren. Fritz Kahns „Der Mensch als Industriepalast" kommt wohl vielen zuerst in den Sinn. Dessen Erklärung des Körpers mithilfe der ins Bild gesetzten fein ausgearbeiteten Metapher eines hoch industrialisierten Arbeitsprozesses und dessen bildlicher Gleichstellung mit einer Fabrikhalle ist mittlerweile zur Ikone der Mensch-Maschinen-Analogie geworden (Borck 2008; Sappol 2017). Nur ein Jahr nach Kahn griff das 1912 gegründete Hygiene-Museum in Dresden dessen Idee auf, die Körperordnung mithilfe der Visualisierung einer den Zeitgenoss*innen vertrauten sozialen Ordnung zu erklären. Dieses Motiv aus den Werkstätten des Hygiene-Museum werde ich im Folgenden bis zu seinem Verschwinden in den 1960er Jahren grob skizzieren und daran die Frage nach dem heuristischen Mehrwert sowie den Fallstricken einer solchen Motivgeschichte bearbeiten.

5.1 Schematisierung

Im Sommer 1928 adelte Walter Benjamin eine Berliner Großausstellung als den kommerziellen Bilderwelten ebenbürtig (Benjamin 1972 [1928]). Und genau auf dieser, der Ausstellung für gesunde und zweckmäßige Ernährung „Die Ernährung", zeigte das Deutsche Hygiene-Museum in seiner Teilschau „Der Mensch und seine Ernährung" eine neue Tafel mit dem Titel „Wie die Verdauungsorgane die Nahrung bewältigen" (◨ Abb. 5.2). Neben einer farblich abgehobenen Umrissskizze des Körpers, in der die Verdauungsorgane im Körper lokalisiert wurden, fand sich eine bizarr anmutende Visualisierung des Wegs der Speisen durch den Körper.

Mehrere Figuren gesellten sich darauf zusammen, um höchst schematisch die Verdauung zu erklären, was in der Legende textlich unterstrichen wird. In dieser repräsentieren Arbeitsgesellschaft weisen Polizisten einer weißen runden Scheibe mit Armen und Beinen den Weg zu ihrer Zerlegung und Verflüssigung durch vier Bauarbeiter. Durch einen Schlauch gelangt der Brei in einen großen Bottich, an dem mehrere Figuren mischen oder weitere Flüssigkeiten hinzufügen. Auch die

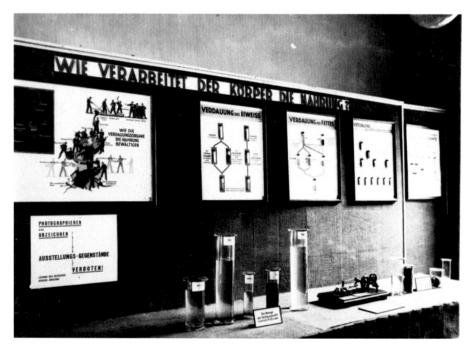

◨ **Abb. 5.2** Hygiene-Museum. Teilansicht, Ausstellungseinheit: „Wie verarbeitet der Körper die Nahrung?" (links oben). (Quelle: Wanderausstellung „Richtige Ernährung", Leipzig, Ringmessehaus, 29. Sept. bis 04. Nov. 1928, Sammlung Deutsches Hygiene-Museum Dresden DHMD 2009/628.25. Abdruck mit freundlicher Genehmigung des Deutschen Hygiene-Museums Dresden)

Schleuse zur nächsten Station bedient eine personifizierende Zeichnung. Aus dem folgenden geschlungenen Kanal fließen Substanzen an zwei Stellen ab, zeichnerisch mit behutsamem Strich ausgeführte Figuren scheinen diese in den Bildhintergrund abzutransportieren. Die abschließenden Männchen schöpfen aus dem verbliebenen, durch die festere Schraffur wohl als zähflüssiger dargestellten Brei ab und entlassen als Letztes ein dünnes „Gespenst" aus diesem System. Nichts weiter als die Vorwärtsbewegung, Zerkleinerung, Durchmischung und Resorption der Nahrung – die Verdauung – sind es, was der damalige Wissenschaftliche Direktor des Museums, Martin Vogel (1878–1947), vermutlich in Zusammenarbeit mit seinem Zeichner Martin Röhl, in einer Momentaufnahme einer geordneten und polizeilich abgesicherten Ordnung hier verbildlichen wollte.

Die Verdauung hatte für Vogel einen hohen Stellenwert. In den damals bereits typisch gewordenen Mensch-Ausstellungen des Hygiene-Museums (Nikolow 2015, S. 228) rangierten Verdauung und Stoffwechsel nach den Bewegungsorganen an dritter Stelle, zeigte sich hier doch das Grundgesetz des Lebens generell: Die Notwendigkeit „gewisse Stoffe aus der Umwelt aufzunehmen, andere, verbrauchte abzugeben" (Vogel 1930, S. 58). Vogel ging es bei der Verdauung aber um mehr: um das Ineinandergreifen von menschlicher In- und Umwelt; um die Kontaktzone an der die „Lebens- und Schicksalsgemeinschaft" der „ganzen lebenden Natur" im Körper des Menschen vollzogen würde und der reflektierende Mensch erkenne, dass es sich beim Leben um Prozesse der Wechselbeziehungen und nicht um „Zusammenhänge von Ursache und Wirkung" handelte (Vogel 1930, 60, 81). Doch wie sollte die oben beschriebene Darstellung ein solches Verständnis fördern?

Das lässt sich leider nur indirekt aus einer Tafelwerkrezension Vogels erschließen: Anschaulichkeit als Voraussetzung des Verstehens brauche eine „Beschränkung des Stoffes und eine ästhetisch befriedigende Darstellung" (Vogel 1928, 21). Vogels Mitarbeiter Rudolf Neubert (1898–1992), zu dessen Beziehung ich andernorts geschrieben habe (Sammer 2013, 142 f.), wurde vier Jahre später konkreter, als er die Umsetzung der besagten Ausstellungstafel in eine Unterrichtssammlung rechtfertigte:

» „Wir sind uns vollkommen klar darüber, daß solche Vermenschlichungen chemischer und physiologisch-chemischer Vorgänge ihre Schattenseiten hat. Es zeigt sich aber immer wieder, auch im praktischen Unterricht, daß in gewissen Fällen diese Vermenschlichung das Verständnis erleichtern hilft. […] Die Darstellung über die Tätigkeit der Verdauungsorgane hat schon so viel Anklang gefunden (das Original wurde schon in vielen Ausstellungen des Hygiene-Museums gezeigt), daß wir hier ohne Sorge zum Druck schreiten können" (Neubert 1932–1933, 30 f.)

1932 war diese Darstellung also bereits so zu einem Selbstläufer des Museums geworden, dass druckbare Unterrichtsmittel – ein mobileres Derivat – von ihr abgeleitet werden konnten. Immerhin ging es bei der Tafel um Verständlichkeit und Anschaulichkeit des Verdauungsvorgangs, weniger um anatomischen Naturalismus. Dem versuchte man im Display, also durch die kontextualisierende Nachbarschaft anderer Darstellungen, Rechnungen zu tragen. In Martin Vogels „Lebensbuch" von 1930 – ein populärwissenschaftliches Kompendium, das die Eröffnung des Museumsgebäudes in Dresden begleitete – geschah dies durch eine zwar schematische, aber zugleich anatomische Gewebecharakteristika sichtbar machende Zeichnung links der Tafel (◪ Abb. 5.3); im Unterrichtstafelwerk von 1932 durch die Fotografie eines Modells der Verdauungsorgane. Dieses Zusammenspiel deckte auch noch ein anderes von Vogels Prinzipien der Verdauung ab, und zwar die „gegenseitige Bedingtheit des anatomischen Baus und der physiologischen Leistung" (Vogel 1930, S. 75).

Ging es bei der Homunkuli-Darstellung also eher um eine anschauliche Vermittlungsbildlichkeit, so war es nur folgerichtig, diese in weiteren Abwandlungen zu erhöhen. Spätestens 1935 setze das Hygiene-Museum das Motivs in Form einer aus Holz, Metall und Textilfasern hergestellten Relieftafel um, die die

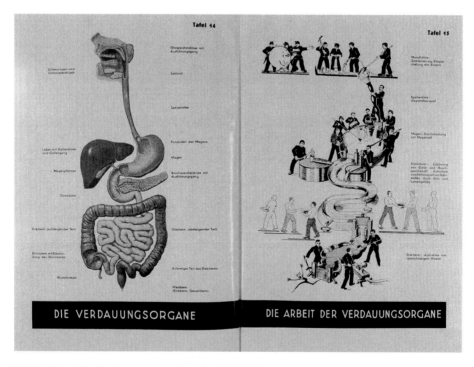

◪ **Abb. 5.3** „Die Verdauungsorgane" und „Die Arbeit der Verdauungsorgane". (Quelle: Tafel 14 und 15 In: Vogel, Martin. 1930. Stoffwechsel und Verdauung. In: Der Mensch: Vom Werden, Wesen und Wirken des menschlichen Organismus, Hrsg Deutsches Hygiene-Museum und Martin Vogel, 58–88. Leipzig: Johann Ambrosius Barth; siehe ebenfalls Sammlung Deutsches Hygiene-Museum DHMD 2002/2118. Abdruck mit freundlicher Genehmigung des Deutschen Hygiene-Museums Dresden)

Medialität von Hochbildern einbrachte – eine rationelle, gleichwohl plastische Alternative zur Moulage, die in einem Ausstellungssetting die Konturlosigkeit der „Flachware" konterkarieren konnte. In dieser Version, die in ephemeren Wanderausstellungen genauso wie in Beteiligungen des Hygiene-Museums an Großausstellungen, wie „Wunder des Lebens" von 1935, zu sehen war, wurde rationalisiert (Tymkiw 2015). Die soziale Arbeitsordnung, mit dessen Analogieschluss die Verdauung erklärt werden sollte, war zwar noch zu erkennen, einige Funktionsträger waren jedoch im Vergleich zu den Versionen von 1928 und 1930 weggelassen worden – allen voran die Polizisten (◘ Abb. 5.4).

Doch damit war die Karriere des Motivs noch nicht beendet: In einer weiteren Neugestaltung des Tafelmotivs aus den 1950er Jahren – eine andere betraf die Einbettung der Tafel in eine bedienbare Leuchtmaschine – wurde die Ordnung einer kollektiven Arbeitsteilung ausdifferenziert. Nunmehr kamen auch noch Frauenfiguren hinzu. Auch in dieser Version ergänzte wiederum erklärender Text das

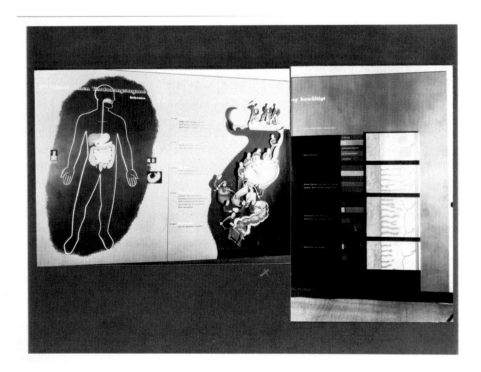

◘ **Abb. 5.4** „Die menschlichen Verdauungsorgane". (Quelle: Tafel in der Ausstellung „Das Leben", 1935–1944, Sammlung Deutsches Hygiene-Museum DHMD 2006/329.20. Abdruck mit freundlicher Genehmigung des Deutschen Hygiene-Museums Dresden)

wohl vorrangig aus Pappmache bestehende Relief. Homunkuli übernahmen die aufwendige Arbeit des Verdauungsvorgangs, deren Organe in ihrer „natürlichen" Form wiedergegeben und selektiv aufgeschnitten wurden, um ihr Inneres zu offenbaren. Hier versuchten die Modelleure des Hygiene-Museums also beides, was bislang bei dieser Motivverwendung sich gegenseitig ergänzt hatte, in einem Modell miteinander zu verbinden: eine zumindest in der visuellen Erscheinung realistischere und umfassendere Abbildung der Verdauungsorgane und eine textunterstützte, metaphorische Erklärung der Verdauung durch den Analogieschluss mit der Ordnung der – sozialistischen – Arbeitsgesellschaft. Dazu wurden auch die Homunkuli vermehrt und typisiert. Sie wurden mit einem Geschlecht und einer Funktion im Arbeitsprozess kenntlich gemacht: In der Mundhöhle schnitten und stampften Männer, während eine Frau den hergerichteten Nahrungsbrei begoss. Diesen zogen eine Frauen- und eine Männerfigur an der Speiseröhre hängend in den Magen. Dort rührte eine dickliche Frauenfigur, der Experte im Kittel gab Fermente hinzu. Weitere Homunkuli schoben voran bzw. verkörperten die Arbeit von Gallenblase und Bauchspeicheldrüse. Im Dünn- und Dickdarm folgte nun die „harte" körperliche Arbeit der Peristaltik einerseits und die „Feinarbeit" der Resorption durch die Drüsen und Lymphen andererseits. Frauenfiguren übernahmen Letztere, schafften aber auch Flüssigkeit eimerweise aus dem Dickdarm aus dem Bild in den Körper weg. Körperlich hart arbeitende Männer mit nackten Oberkörpern sorgten für die „wurmförmigen Bewegungen", mit denen die Speise den Darm abwärtsgeführt wurde, und personifizierten die Tätigkeit des Afterschließmuskels (◘ Abb. 5.5).

Die Arbeitsgesellschaft, die die Verdauung erklärte, war eine andere geworden: Die Zeichner*innen und Handwerker*innen des Hygiene-Museums brachten hier eine veränderte Vorstellung von kooperativer Arbeit und ihrer ausführenden Glieder auf die Tafel, in der zwei Geschlechter eigentlich in allen möglichen Rangstufen und Expertisen als Kollektiv der DDR-Arbeitsgesellschaft zusammenarbeiteten. Nach Geschlecht, Tätigkeit und Klasse differenzierbare Figuren kamen hier als Kollektiv zusammen und übten ein, so ließe sich zuspitzend interpretieren, was die DDR verhieß: Eine Arbeitsgesellschaft Gleichrangiger, kooperativ in ihrer Arbeit ein höheres Ziel verwirklichend. Und genau das hatte auch besagter Rudolf Neubert, mittlerweile Professor für Sozialhygiene in Jena und Direktor des Instituts für Sozialhygiene eben dort, 1957 dem Direktor des Hygiene-Museum zum Auftrag gegeben, als dieser nach Ideen für eine Großausstellung fragte, die 1961 zum 50. Jahrestag der I. Internationalen Hygiene Ausstellung stattfinden sollte (◘ Abb. 5.6): Die neue Sicht auf den Menschen müsse epochenmachend zum Ausdruck gebracht werden und das könne nicht mehr wie damals der Mensch als anatomisch und physiologisches Wesen sein, sondern nur noch als gesellschaftliches (Deutsches Hygiene-Museum 1957).

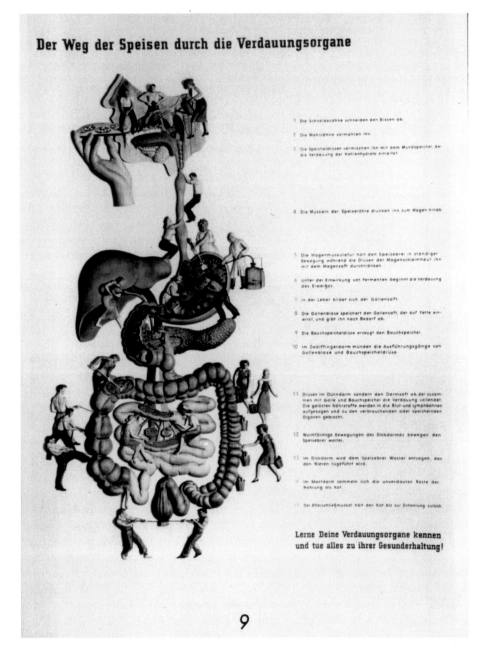

□ Abb. 5.5 Ausstellungstafel „Der Weg der Speisen durch die Verdauungsorgane", 1956–1959. (Quelle: Sammlung Deutsche Hygiene-Museum Dresden DHMD 2016/155.9. Abdruck mit freundlicher Genehmigung des Deutschen Hygiene-Museums Dresden)

5

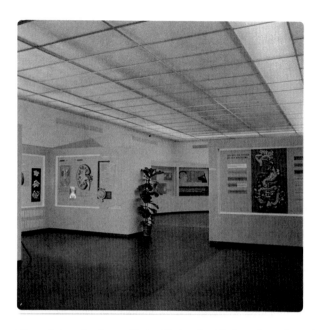

☐ Abb. 5.6   Ausstellungsfotografie. Raum 10 der Nationalen Hygiene-Ausstellung 1961, Teilbereich „Bau und Funktion des Verdauungssystems". (Quelle: Sammlung Deutsche Hygiene-Museum Dresden DHMD 2019/192.47. Abdruck mit freundlicher Genehmigung des Deutschen Hygiene-Museums Dresden)

5.2 Fazit

Tafeln haben eine vielschichtige Materialität, deren Inhalte und Sichtbarkeiten praktisch unbegrenzt sind. Ein solches Medium mit einer Motivgeschichte anzugehen, wie hier kursorisch geschehen, ist ein Weg, sich ihrer historischen wandelbaren Bedeutung zuzuwenden. Das didaktische Potenzial ihrer visuellen (und textlichen) Erklärungskraft liegt in der Überkreuzung der Vorstellungswelten von Produzierenden und Sehenden. Daher indiziert ein Wandel des Motivs entweder ein Migrieren im Kontinuum der Wissensvermittlung oder Verschiebungen in den implizit angesprochenen Verständnishorizonten. Tafeln erklären Unbekanntes mit Bekanntem auf eine vermeintlich leicht zugängliche visuelle Weise – sie sind in jedem Setting der Wissenskommunikation Grenzobjekte. Und so wirken Metaphern mitunter in beide Richtungen. Die Darstellung der Verdauung beispielsweise als einer sozialistischen Arbeitsgesellschaft analog kulturalisiert das Biologische zur Erklärung von physiologischen Prozessen. Es naturalisiert aber auch das Kulturelle, sprich es trägt dazu bei, eine gesellschaftliche Form arbeitsteiliger Ordnung, die mehr Vision als Deskription war, einer biologischen Normalität entsprechend zu präsentieren. Und ganz offenbar, so ließe sich demgemäß das Verschwinden des Motivs erklären, kam die Industriearbeit selbst in der DDR als erklärende Ordnungsmetapher in den 60er Jahren aus der Mode – oder brauchte keine Naturalisierung mehr.

Dieser Weg einer Motivgeschichte hat jedoch einen Preis: Die Produktionsbedingungen und Überlieferungsgeschichte nimmt eine solche Perspektive nur am Rande wahr. Und das, was mit dem Motiv geschah, als die Tafeln ihre Materialität änderten – von der flachen Zeichnung ins Relief, von der Wand in die Ausstellung, ins Buch oder in das Klassenzimmer –, habe ich hier nur angedeutet. Dieses Migrieren oder Zirkulieren von tafelförmigen Visualisierungen durch unterschiedliche Medien genauer zu betrachten, wie beispielsweise mit den Illustrationen Fritz Kahns geschehen, wäre auch im präsentierten Fall durchaus lohnenswert (Eilers 2015). Eine Motivgeschichte erfasst auch nicht die historische spezifische oder wandelbare Bandbreite der Visualität eines Themas (Vaupel und Preiß 2018). Und auch jede nur verhaltene Frage nach der Wirkung oder Rezeption tafelförmiger Wissenskommunikation kann nicht ignorieren, dass dieses Medium meistens im Verbund auftrat. Was stand auf den Tafeln? Was war neben den Tafeln zu sehen? Wie kontextualisierten oder ergänzten/kompensierten solche Abbildungen sich gegenseitig? Das ist angesichts der visuellen Ubiquität dieses inhärent polysemen Mediums eine Mammutaufgabe. Es bleibt also noch viel zu tun.

Literatur

Quellen

Benjamin W (1972 [1928]) Jahrmarkt des Essens. Epilog zur Ernährungsausstellung. In: Gesammelte Schriften IV.1. Suhrkamp, Frankfurt a. M., S 527–532
Neubert R (1932–1933) Die neue Unterrichtssammlung über Ernährung. Praktische Gesundheitspflege in Schule und Haus 1–2(2–5):30 f., 45 f., 63 f., 80
Rudolf Neubert an Walter Axel Friedeberger, 23.1.1957. In: Hauptstaatsarchiv Dresden. 13658, Nr. 57/1: Deutsches Hygiene-Museum. *Vorarbeiten NHA*, 1957
Vogel M (1928) Nahrung und Ernährung des Menschen. Hygienischer Wegweiser. Zentralblatt für Technik und Methodik der hygienischen Volksbelehrung 3(1):20 f.
Vogel M (1930) Stoffwechsel und Verdauung. In: Hygiene-Museum D, Vogel M (Hrsg) Der Mensch: Vom Werden, Wesen und Wirken des menschlichen Organismus. Johann Ambrosius Barth, Leipzig, S 58–88

Forschungsliteratur

Borck C (2008) Der industrialisierte Mensch. Fritz Kahns Visualisierungen des Körpers als Interferenzzone von Medizin, Technik und Kultur. Werkstatt Geschichte 47:7–22
Bucchi M (2006) Images of science in the classroom. Wall charts and science education, 1850–1920. In: Pauwels L (Hrsg) Visual cultures of science. Rethinking representational practices in knowledge building and science communication. Dartmouth College Press, Lebanon, S 90–119
Daston L, Galison P (2007) Objektivität. Suhrkamp, Frankfurt a. M.
Eilers M (2015) Fritz Kahns *Das Leben des Menschen*: Zur Produktion und Transkription eines populären Werks. NTM 23(1–2):1–31
Fleck L (1980 [1935]) Entstehung und Entwicklung einer wissenschaftlichen Tatsache. Einführung in die Lehre vom Denkstil und Denkkollektiv. Suhrkamp, Frankfurt a. M.
Nikolow S (2015) „Erkenne und prüfe Dich selbst!" in einer Ausstellungseinheit des Deutschen Hygiene-Museums 1938 in Berlin. Körperleistungsmessungen als objektbezogene Vermittlungspraxis und biopolitische Kontrollmaßnahme. In: Nikolow S (Hrsg) Erkenne Dich selbst! Strategien der Sichtbarmachung des Körpers im 20. Jahrhundert. Böhlau, Köln, S 227–268

Rheinberger H-J (2009) Sichtbar Machen. Visualisierung in den Naturwissenschaften. In: Sachs-Hombach K (Hrsg) Bildtheorien. Anthropologische und kulturelle Grundlagen des Visualistic Turn. Suhrkamp, Frankfurt a. M., S 127–145

Sammer C (2013) „Das Ziel ist das gesunde Leben!": Die Verflechtungen zwischen dem Deutschen Gesundheits-Museum in Köln (DGM) und dem Deutschen Hygiene-Museum in Dresden (DHM) in den 1950er Jahren. In: Brunner D, Grashoff U, Kötzing A (Hrsg) Asymmetrisch verflochten? Neue Forschungen zur gesamtdeutschen Nachkriegsgeschichte. Ch. Links, Berlin, S 131–145

Sappol M (2017) Body modern: Fritz Kahn, scientific illustration, and the homuncular subject. University of Minnesota Press, Minneapolis

Tymkiw M (2015) Den Körper spielerisch erkunden: Die Ausstellung Wunder des Lebens 1935 in Berlin und ihr Nachleben. In: Nikolow S (Hrsg) Erkenne Dich selbst! Strategien der Sichtbarmachung des Körpers im 20. Jahrhundert. Böhlau, Köln, S 320–342

Vaupel E, Preiß F (2018) Kinder, sammelt Knochen! Lehr- und Propagandamittel zur Behandlung des Themas Knochenverwertung an deutschen Schulen im „Dritten Reich". NTM 26:151–183. ▶ https://doi.org/10.1007/s00048-018-0194-y

Weiterführende Literatur

Hochbilder in der Sammlung des Deutschen Hygiene-Museums Dresden: ▶ https://sammlung.dhmd.digital/object/b3d2d110-9dd0-4778-8933-2a7066c2d36b, 22.5.2023

Kahn F (1926) Der Mensch als Industriepalast, verfügbar auf: ▶ https://www.fritz-kahn.com/de/project/der-mensch-als-industriepalast/, 22.5.2023

Portal der Deutschen Nationalbibliothek zu Elisa Schorn: ▶ https://portal.dnb.de/opac.htm?method=simpleSearch&cqlMode=true&query=nid%3D136115683, 22.5.2023

Die Restaurierung von Wandtafeln aus dem Institut für Anatomie und Zellbiologie der Universität Heidelberg

Magdalena Liedtke

Inhaltsverzeichnis

© Der/die Autor(en), exklusiv lizenziert an Springer-Verlag GmbH, DE, ein Teil von Springer Nature 2023
S. Doll und K. Nolte (Hrsg.), *Der Medizinische Blick in sammlungshistorischer Perspektive*,
https://doi.org/10.1007/978-3-662-64192-7_6

6.1 Auffindesituation

Im Jahr 2018 beauftragte das Institut für Anatomie und Zellbiologie der Universität Heidelberg, mehrere Lehrtafeln ihrer Sammlung auf ihren Erhaltungszustand zu prüfen und zu restaurieren.

Die vier ausgesuchten Lehrtafeln hingen im Eingangsbereich des Lehrgebäudes im Neuenheimer Feld 307, direkt neben dem Treppenaufgang bzw. neben einer Seitentür.

Sie wurden in den 1930er Jahren vom Institutszeichner August Vierling (1872–1938) am Anatomischen Institut in Heidelberg angefertigt und bis in die 1960er Jahre in der Lehre verwendet. Die großformatigen Zeichnungen wirken äußerst plastisch und haben eine sehr hohe Qualität.

Die Raumsituation in dem 1974 erbauten Institutsgebäude ist für eine dauerhafte Präsentation originaler Zeichnungen jedoch alles andere als ideal: Die offen und hell gestaltete Architektur im Eingangsbereich, mit großen Fensterflächen und direktem Zugang nach draußen, bewirken extreme Klimaschwankungen und sehr hohe Lichtintensität auf den Wandflächen. Der direkte Sonnen- und Lichteinfall trägt erheblich zur Alterung des Papiers und zu Lichtschäden an Papier und Farben bei. Die großen Schwankungen der Temperatur und Luftfeuchtigkeit, ähnlich wie solche im Außenbereich, führen zu ständiger Dimensionsveränderungen im Papier. Sie fördern dazu eine Schimmelbildung auf den Objekten und führen zu einer beschleunigten Alterung der Papierfasern und Farbstoffen.

Die Zeichnungen sind darüber hinaus ein typisches Zeugnis der Forschung und Lehre am Heidelberger Institut. Daher war das Anliegen der Sammlungsleitung verständlich, den Zustand der Tafeln zu verbessern, um den langfristigen Erhalt zu sichern.

Es wurde deshalb entschieden, die originalen Tafeln von der Wand zu nehmen, den Zustand der Blätter zu stabilisieren und sie zukünftig vor Licht und großen Klimaschwankungen geschützt aufzubewahren. Nach einer Digitalisierung können im Anschluss Reproduktionen im Eingangsbereich des Gebäudes gezeigt werden.

Es handelt sich um folgende Zeichnungen:

Übersicht
Wandtafel 1; Instituts-Inventarnummer 87; Arbeitstitel „Leberläppchen"
Maße 1480 × 2050 mm

Wandtafel 2; Instituts-Inventarnummer 86; Arbeitstitel „Bronchiolus"
Maße 1455 × 1980 mm

Wandtafel 3; Instituts-Inventarnummer 85; Arbeitstitel „Innenohr"
Maße 1050 × 1285 mm

Wandtafel 4; Instituts-Inventarnummer 88; Arbeitstitel „Kopf"
Maße 1520 × 1090 mm

Nummer 1 und Nummer 2 Diese Tafeln waren durch Aluminiumleisten eingefasst und direkt an der Wand verschraubt. Sie lagen zwischen Pressspanplatten und ca. 10 mm starkem Glas, ohne Abstand oder Passepartout. Die Blattkanten waren rundum mit textilem Selbstklebeband mit der Rückwand verklebt.

Nummer 3 und Nummer 4 Beide Zeichnungen waren mittels Holzrahmen direkt an der Wand verschraubt. Die Lehrtafeln lagen zwischen Glasplatte und säurehaltigem Karton, ohne Abstand oder Passepartout. Die Rahmung wurde offensichtlich verändert. Die Verklebung der Zeichnung mit dem Glas mit Packpapierklebeband war aufgerissen, die Verklebung des Rückwandkartons mit dem Holzrahmen mit textilem Selbstklebeband erneuert und das ursprüngliche Papierklebeband überklebt worden.

Der Bildträger aller Tafeln ist ein kräftiger, 0,3 mm starker Zeichenkarton. Die Zeichnungen sind mit Tusche, Bleistift, Buntstift, Kreide, Aquarell und Gouache auf Karton ausgeführt. Die Farben sind wischfest und die Oberfläche der Tafeln glänzt etwas. Dies deutet auf eine Fixierung der Oberfläche hin.

Die Lehrtafeln Nr. 1 und Nr. 2 wurden mit grauem Schirting, einem appretierten Baumwollgewebe, und bei den Lehrtafeln Nr. 3 mit weißem Baumwoll- oder Leinengewebe mit Leinwandbindung mit einem pflanzlichen Klebstoff kaschiert.

6.2 Schadensbeschreibung

Die Lehrtafeln sind alle stark verschmutzt und weisen, ihrer Bestimmung nach, starke Griffspuren durch regelmäßigen Gebrauch und spätere, unsachgemäße Rahmung auf. Offensichtlich sind die bei Lehrtafeln üblichen Holzleisten am oberen und unteren Rand abgeschnitten worden. Die Schnittkanten und Nagellöcher weisen darauf hin.

Wandtafel 1 und 2 Hier lösen sich die Schirting Kaschierungen teilweise vom Zeichenkarton und führen zu Verwerfungen und Stauchungen im Bildträger. Dies führte zur Verstärkung der Knicke und zu Brüchen der Papierfasern und Farbabrieb in den Zeichnungen. Kleinere Risse befinden sich im Randbereich (◘ Abb. 6.1). Auf diesen Tafeln zeigen sich weiterhin braune Flecken und Verfärbungen in den Randbereichen. Sie befinden sich auch unter dem Selbstklebeband und im Schirting.

Wandtafel 3 Im unteren Randbereich dieser Tafel finden sich Wasserränder.

Wandtafel 4 Das Schadensbild zeigt Risse an der linken unteren Ecke und am rechten Rand in der Mitte. Diese wurden von der Rückseite mit selbstklebendem Gewebeband überklebt (◘ Abb. 6.2).

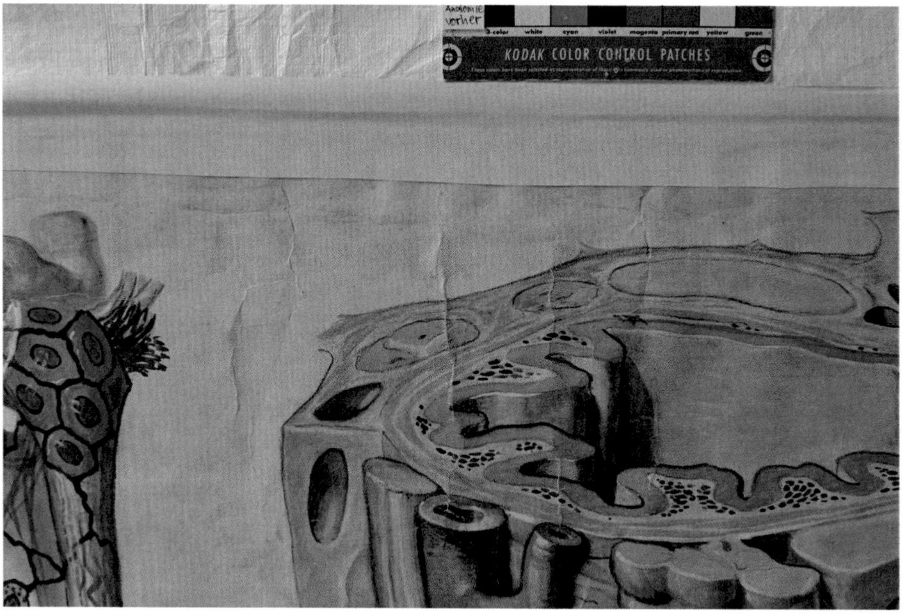

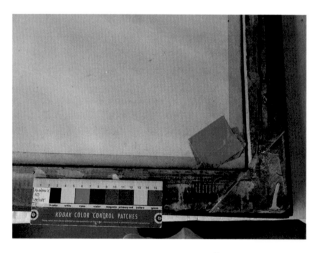

◘ Abb. 6.1 Nr. 2 vor der Restaurierung, Detail am Rand mit Verklebung und Verwerfungen. (Bildquelle: Wandtafel aus dem Institut für Anatomie und Zellbiologie, Heidelberg)

◘ Abb. 6.2 Nr. 4 vor der Restaurierung, Rückseite mit Überklebungen mit Selbstklebeband. (Bildquelle: Wandtafel aus dem Institut für Anatomie und Zellbiologie, Heidelberg)

6.3 Restaurierungsarbeiten

Alle vier Zeichenkartons wurden ausgerahmt und die Selbstklebebänder mechanisch und mithilfe von Ethylacetatdampf entfernt. Die Kartons konnten mit Latexschwämmen und Pinsel trocken gereinigt werden. Mit einem

Microfaserschwamm wurden von den Papieroberflächen mit wenig Feuchtigkeit der Oberflächenschmutz abgenommen, die die Griffspuren ließen sich dadurch reduzieren.

Wandtafel 1 und 2 Da sich bei den Tafeln die Schirting Kaschierung teilweise ablöste und zu Stauchungen und Brüchen im Zeichenkarton führte, wurde diese durch mechanisches Abziehen abgelöst. Die Klebstoffreste ließen sich mithilfe von Kompressen mit Weizenstärkekleister anquellen und abnehmen.

Von der Rückseite beider Zeichenkartons konnten Risse, Knicke und Brüche im Papier mit Japanpapierstreifen (RK2, 11 g/m², Kozo, Paper Nao) und Weizenstärkekleister stabilisiert werden. Kleine Fehlstellen im Randbereich ließen sich mit Papierfasern ergänzen.

Um die Tafeln zu glätten, wurden Spannränder aus Japanpapier (K 37, 19 g/m², Kozo, Paper Nao) am Rand angeklebt. Mit gleichmäßig befeuchtetem Löschkarton ließ sich die Feuchtigkeit auf die Zeichenkartons übertragen. Bei diesem Vorgang dehnte sich das Papier aus. Die Spannränder wurden auf einer Platte aufgeklebt. Beim Trocknungsvorgang zog sich das Papier zusammen und spannte sich, Verwerfungen und Stauchungen glätteten sich.

Wenig Retusche mit Buntstiften lässt die Zeichnung wieder einheitlich geschlossen erscheinen (◻ Abb. 6.3). Da die Kartons auch ohne Kaschierung stabil sind, wurde entschieden, auf eine neue Kaschierung zu verzichten.

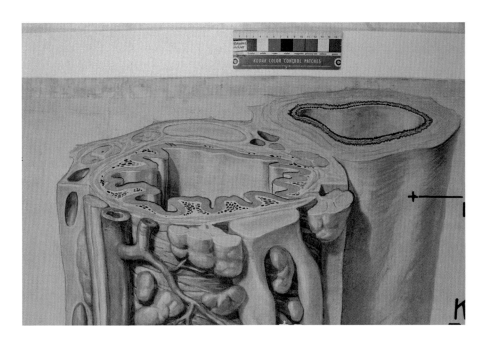

◻ **Abb. 6.3** Nr. 2 nach der Restaurierung, Detail am oberen Rand. (Bildquelle: Wandtafel aus dem Institut für Anatomie und Zellbiologie, Heidelberg)

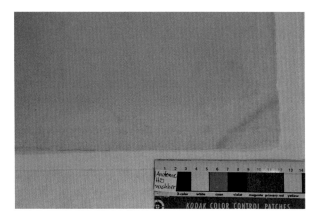

◻ Abb. 6.4   Nr. 4 Riss nach der Restaurierung. (Bildquelle: Wandtafel aus dem Institut für Anatomie und Zellbiologie, Heidelberg)

Wandtafel 3   Hier wurde die Kaschierung am unteren Randbereich angehoben, die Wasserränder ließen sich mithilfe von feuchten Microfasertücher reduzieren. Die sonst gut haftende Kaschierung wurde anschließend mit Weizenstärkekleister wieder angeklebt und mit Gewichten zwischen Löschkarton beschwert.

Wandtafel 4   Sowohl die Selbstklebebänder aus Gewebe als auch die verbräunten und säurehaltigen Papierklebebänder auf der Wandtafel 4 ließen sich abnehmen und die Risse mit Japanpapier und Cellulosefasern schließen (◻ Abb. 6.4).
  Da die Tafeln Nr. 3 und Nr. 4 flach liegen, mussten diese nicht geglättet werden.

6.4 Lagerung

Für die zukünftige Lagerung wurden die Tafeln auf eine säurefreie Papphülse mit einem Durchmesser von 30 cm und einem Trägerkarton 170 gm² (weiß velin, natural line, 170 g/m²) gewickelt und mit Baumwollbändern (10 mm, ungebleicht) gehalten. Diese Hülse liegt auf seitlichen Auflagen, schwebend in einer Stülpschachtel aus säurefreiem und alterungsbeständigem Wellkarton (◻ Abb. 6.5).
  Dadurch sind die Tafeln vor Staub, Licht, mechanischen Schäden und starken Klimaschwankungen geschützt.
  Durch die vorwiegend konservierenden Maßnahmen wurde der Erhaltungszustand der Lehrtafeln verbessert und stabilisiert, sodass sie hoffentlich noch lange zukünftigen Generationen erhalten bleiben und ein historisches Zeugnis der Lehre im Anatomischen Institut ablegen.

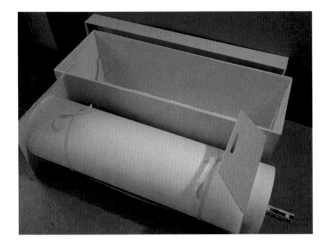

◩ **Abb. 6.5** Hülse + Stülpschachtel. (Bildquelle: Wandtafel aus dem Institut für Anatomie und Zellbiologie, Heidelberg)

6.5 Zusammenfassung der verwendeten Materialien

- Latexschwämme: GMW, Unterensingen
- Microfaserschwämme und Tücher: Baumarkt
- Ethylacetat: Kremer Pigmente
- Weizenstärkekleister: GMW, Unterensingen
- Japanpapier: GMW, Unterensingen
- Buntstifte Polychromos: Faber Castell
- Papier: Hahnemühle: Römerturm Frechen
- Baumwollbindeband: GMW, Unterensingen, Hülse Ø 30 cm
- Stülpschachtel: Schempp, Kornwestheim

Weiterführende Literatur

Abramowicz J (2012) Die zoologische Rollkarte „Diptera I. Musca domestica" (Stubenfliege) von Prof. Dr. Paul Pfurtscheller (1855–1927) aus der Universitätssammlung Jena. Untersuchungen zur Technologie, Erstellung sowie exemplarische Umsetzung des Konservierungskonzepts in Hinblick auf die Behandlung des gesamten Universitätsbestandes. Bachelorarbeit. Erfurt Fachhochschule Erfurt

Bandow C, Speck D (2021) Was kreucht und fleucht den da? Restaurierung von zoologischen Lehrtafeln aus dem Universitätsarchiv Freiburg. Archivnachrichten 62:61

Kobold M, Moczarski J (2012) Bestandserhaltung, Ein Ratgeber für Verwaltungen, Archive und Bibliotheken. Darmstadt

Koordinierungsstelle für die Erhaltung des schriftlichen Kulturguts: Projekt (2013) Lehre in Bildern, Eine konservatorische und museologische Perspektive auf 130 Jahre Lehrtafeleinsatz in den Naturwissenschaften, Zentralmagazin Naturwissenschaftlicher Sammlungen der Martin-Luther-Universität Halle- Wittenberg

Koordinierungsstelle für die Erhaltung des schriftlichen Kulturguts: Projekt (2019) Anatomische Lehrtafeln das veterinär-anatomischen Instituts gesichert, Trockenreinigung, Restaurierung und Verpackung von Originalen aus der Zeit von 1850 bis 1920, Universitätsbibliothek Leipzig

Müller B (1998) Architekturführer Heidelberg: Bauten um 1000–2000. Mannheim, S 238

6

Die Evaluierung anatomischer Lehrtafeln – Auffindesituation und Vorgehen in Heidelberg

Petra Rudolf

Inhaltsverzeichnis

© Der/die Autor(en), exklusiv lizenziert an Springer-Verlag GmbH, DE, ein Teil von
Springer Nature 2023
S. Doll und K. Nolte (Hrsg.), *Der Medizinische Blick in sammlungshistorischer Perspektive*,
https://doi.org/10.1007/978-3-662-64192-7_7

7.1 **Wiederentdeckung der Tafeln**

Im Keller des Anatomischen Instituts der Universität Heidelberg lagern knapp einhundert erhaltene Lehrtafeln mit anatomischen Darstellungen. Aus praktischen Gründen wurden sie zuletzt zusammengerollt in einer Nische an Metallstangen aufgehängt (◨ Abb. 7.1). Einige wenige waren noch bis 2019 im Erdgeschoss des Instituts hinter Glas ausgestellt. Bei den meisten handelt es sich um großformatige Tafeln aus Papier, oft rückseitig durch Leinwand stabilisiert, mit hölzernen Leisten am oberen und unteren Rand.

Ihrem ursprünglichen Zweck dienen sie durch die Entwicklung moderner Medien seit dem Umzug 1972 in das Gebäude im Neuenheimer Feld 307 vermutlich nicht mehr; zumindest haben sie gegenüber Projektoren in den nun größeren

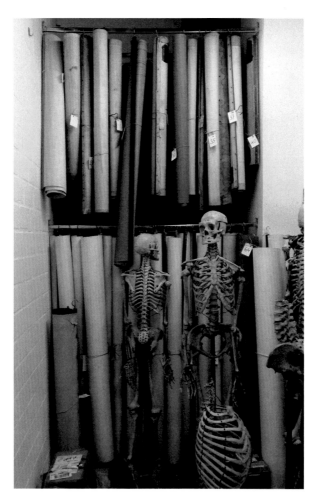

◨ **Abb. 7.1** Eingerollte Lehrtafeln im Keller des Anatomischen Instituts Heidelberg. (Quelle: Anatomisches Institut HD: Lagerung der Tafeln. Foto: Petra Rudolf, 2022)

Hörsälen an Relevanz verloren. Dennoch handelt es sich nicht um Altpapier, das man dokumentieren und entsorgen könnte. Nicht nur als historische Dokumente besitzen die Tafeln einen Wert, sondern auch durch die Geschichte ihrer eigenen Entstehung und die Entwicklung der Darstellungen vom Beginn des zwanzigsten Jahrhunderts bis in die frühen siebziger Jahre. Was sind die Quellen unseres anatomischen Wissens, wie wurden Erkenntnisse bis heute weitergereicht?

Lehrtafeln wirken auf den ersten Blick vielleicht beeindruckend, aber in ihrem Zweck geradlinig: Sie dienen der Bildung von Medizinstudierenden als visueller Anker für verbal und schriftlich vermittelte Informationen, über die Erfahrung im makroskopischen und mikroskopischen Präparationskurs hinaus. Beeinflusst wurden diese Informationen durch die jeweils gewählte Präsentation und die Auswahl der Inhalte. Daraus ergibt sich die Frage, warum bestimmte Quellen, Motive und Stile gewählt wurden und welchen Einfluss die Summe dieser Entscheidungen auf die medizinische Lehre besitzt. Den hohen Stellenwert der Tafeln innerhalb der Lehre deutet schon die hohe Zahl von 473 Tafeln in den 1940er Jahren an, obgleich zu diesem Zeitpunkt schon mit Projektoren und auch Filmen gearbeitet wurde.[1] Bis 2013 hingen noch einige der neuesten Tafeln, geschaffen 1978 von Regina Wettstein-Klein (*1957), in den makroskopischen Präparationssälen.

7.2 Auffindesituation der Tafelsammlung

1940 nahm die Sammlung eigener und gekaufter Tafeln durch Artilleriebeschuss Schaden, worauf Elisa Schorn (1905–1997) als Illustratorin für Ausgleich sorgen und außerdem neue Tafeln erstellen sollte. 1963 wurden die noch verbliebenen Tafeln bei einem Wasserrohrbruch beschädigt,[2] teilweise so stark, dass sie aufgrund des gewellten, starren Papiers kaum mehr benutzbar gewesen sein dürften. Nach diesem Zeitpunkt erstellte Tafeln, die davon verschont blieben, sind in einem erstaunlich guten Zustand, wenn auch teilweise stark verschmutzt. Einzelne Tafeln wurden mithilfe von Klebeband notdürftig repariert. Durch Klebstoffe und andere Chemikalien können Schäden am Material entstehen, weshalb diese Tafeln in näherer Zeit restauriert werden sollten. Auch physikalische Kräfte setzten den Tafeln zu: So wurden jeweils mehrere ineinander gerollt und zusammengeschnürt, sodass die Schnürung die äußeren Tafeln zerschnitten hatte.

Die darauffolgende platzsparende Unterbringung, zusammengerollt senkrecht aufgehängt mittels eines nachträglich angebrachten Hakens und einer Öse an der jeweils oberen und unteren Leiste, schützte die Tafeln zwar vor den bisherigen Beschädigungen, strapazierte einige jedoch ebenfalls. Die auf Leinwand gezogenen jüngeren Datums neigen dazu, sich von selbst einzurollen; bei den älteren reißt sprödes Papier, vor allem nahe der Leisten. Teilweise laufen scharfe Knicke quer

---

1 Vgl. Sara Doll, Lehrmittel für den Blick unter die Haut. Präparate, Modelle, Abbildungen und die Geschichte der Heidelberger Anatomischen Sammlung seit 1805. 2013, S. 203, 204.

2 Vgl. Sara Doll, Lehrmittel für den Blick unter die Haut. Präparate, Modelle, Abbildungen und die Geschichte der Heidelberger Anatomischen Sammlung seit 1805. 2013, S. 203, 204.

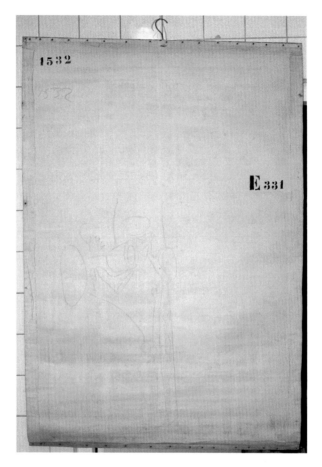

◻ Abb. 7.2 Inventarnummern auf der Rückseite einer Tafel. (Quelle: Anatomisches Institut HD: Rückseite Tafel #33 mit einer unfertigen Skizze. Foto: Petra Rudolf, 2022)

über eine Tafel und durch das Motiv. Wie diese entstanden sind, lässt sich nicht mehr nachvollziehen, zeitlich entstanden sie vor der letzten Dokumentation im Jahre 2011.

Vom Großteil der Tafeln existieren keine Dokumente oder nur noch kleinformatige Schwarzweiß-Aufnahmen, die den Dozentinnen und Dozenten als Katalog dienten. Sie ermöglichen einen Überblick über die thematischen Inhalte, bieten aber leider kaum weitere Informationen zu Farbigkeit, Materialität oder auch Größe der Tafeln. Auf den Fotos wurden nur die Motive dargestellt, Rand und Holzleisten sind nicht zu sehen. Teilweise könnten hierdurch auch die Signaturen der Illustratoren oder Verweise auf Quellen bei Kopien fehlen.

Die verbliebenen Originale wurden im Jahr 2011 mit neuer Nummerierung im Institut für Anatomie katalogisiert. Die Nummerierung bezieht sich dabei nicht auf die Entstehungsreihenfolge und wurde auch nicht mehr direkt auf den Tafeln vermerkt. Frühere Inventarnummern sind auf der Rückseite der Tafeln zu finden.

Bei den ältesten Tafeln existiert noch eine ältere Nummerierung, die Rückschlüsse auf die Entstehungsreihenfolge zulassen könnte.

Die frühesten Inventarnummern (◘ Abb. 7.2) bestehen aus meist dreistelligen Zahlen in den oberen Ecken der Tafelrückseiten, sodass sie in eingerolltem Zustand gelesen werden konnten. Viele dieser Nummern wurden, vermutlich in den 40er Jahren, bei der Neuordnung des Bestandes schwarz übermalt und durch einen mittels Schablone aufgebrachten Code aus mehrstelliger Zahl und Buchstaben in anderer Schriftart ersetzt, üblicherweise am linken Rand der Rückseite und damit im eingerollten Zustand nicht sichtbar – vielleicht hingen die Tafeln zu diesem Zeitpunkt offen hintereinander. In vielen Fällen ist diese neue Kennzeichnung zusätzlich handschriftlich in roter Kreide oder Bleistift zu finden. Vermutlich wurden sie vor der eigentlichen Beschriftung notiert, da die rote Schrift von der schwarzen Farbe der Ziffern überdeckt wird.

In den Ordnern der Fotografien wird die zweite Systematik nach Themengebieten ersichtlich. Die Inventarnummern sind auf den Fotos selbst nicht zu sehen, aber auf dem jeweiligen Fotokarton unter oder neben den Fotografien vermerkt.

7.3   Erhalt, aber wie?

Zur langfristigen Lagerung werden die Tafeln zurzeit (Winter 2022) in ihrem aktuellen Zustand vollständig dokumentiert, gereinigt und in stabilen Faltkartons aus säurefreier Pappe verpackt. Im Dezember des Jahres 2021 begann die Autorin mit der Bearbeitung der verbliebenen Tafeln, die noch auf Holzleisten gezogen sind, mit dem Ziel, die Tafeln in ihrer neuen Verpackung der Restaurierung zukommen zu lassen. Die fotografische Dokumentation von Vorder- und Rückseite der gesamten Tafel erfolgt dabei im unbearbeiteten Zustand, bei Bedarf mit Blitzlicht. Nur in Ausnahmen, in denen Beschädigungen erst nach der Reinigung auffielen, wurden sie nachträglich festgehalten.

Viele Tafeln, gleich welchen Alters, sind entlang der Seiten eingerissen und auch an anderen Stellen durchlöchert. Wechselnde Luftfeuchtigkeit sowie Alterung der Farbpigmente, Knicke und Papierspannung lösen deckend aufgetragene Farben ab. Auf Papier, Leinwand und Holz finden sich Stockflecken. Insbesondere die vom Wasserschaden betroffenen Tafeln sind spröde.

Der Schmutz wird wird mithilfe von Silikonschwämmchen und Zeichenbesen abgetragen. Vorwiegend handelt es sich um dunklen Staub, bei älteren Tafeln auch Farbpigment. Insbesondere die Tafeln von Elisa Schorn mit schwarzem Hintergrund, aber auch stark schwarz schattierte Motive, neigen trotz guter Fixierung zu merklichem Farbabtrag. Beim Reinigen werden keine Darstellungen beschädigt.

Abdrücke von Händen oder Schuhsohlen lassen sich meist entfernen, ein weiterer Grund für die Dokumentation des nicht gereinigten Zustandes. Weshalb auf überraschend vielen Tafeln „herumgetrampelt" wurde, kann man wohl nicht mehr herausfinden. Auch Pigmentspuren von anderen Tafeln sind in den meisten Fällen leicht abzuwischen. Auf vielen Tafeln sind solche kreideartigen Farb-

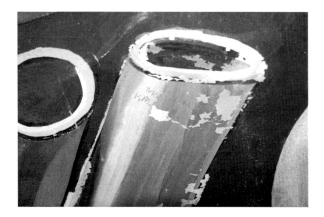

⬛ Abb. 7.3 Abblätternde Farbe. (Quelle: Anatomisches Institut HD: Bleistiftnotiz auf Tafel #16. Foto: Petra Rudolf, 2022)

schmierer zu finden, die im Motiv nicht vorkommen, auch auf der Rückseite. Möglicherweise ist dies die Folge der ineinander gerollten Lagerung.

Deckende Farben sind auf fast jeder Tafel spröde und blättern ab. Betroffen sind insbesondere hervorgehobene Gefäße und andere Strukturen sowie weiße Lichter (⬛ Abb. 7.3), bei den neueren Tafeln eher die Schriften oder Markierungspunkte und -linien. Interessanterweise sind dabei die ältesten erhaltenen Tafeln aus der Hand von August Vierling (1872–1938), kaum betroffen. Ob dies an besserer Qualität liegt, ist aufgrund der nur sechs erhaltenen Tafeln von Vierling nicht sicher nachzuweisen.

Da die Materialspannung des Papiers und der Leinwand dazu führt, dass sich die Tafeln mit der Zeit ein- oder auch entrollen und dabei die Farben weiter beschädigen könnten, werden sie nach der Reinigung mit säurefreiem Papier abgedeckt und auf eine Papprolle gewickelt, sodass das gesamte Material entlastet wird. Tafeln mit strapaziertem Papier, instabilen großen Rissen oder gebrochenen Leisten werden zusammengebunden, bei Bedarf mit säurefreiem Papier zwischen Tafel und flachem Baumwollband. Abgefallene Papierfetzen oder Farbmaterial, das sich noch möglicherweise zuordnen lässt, werden in ein säurefreies Blatt gefaltet und mit der Tafel verpackt. Ob diese meist nur millimetergroßen Bruchstücke wirklich erhalten bleiben, kann zu diesem Zeitpunkt offenbleiben.

Im Fall der Heidelberger Tafeln sind die Feuchtigkeitsschäden über ein halbes Jahrhundert alt und stellen kein akutes Problem mehr dar, dafür haben vergangene Reparaturversuche selbst Schaden hinterlassen. Verschiedene Arten von Klebstoffen (⬛ Abb. 7.4) wurden verwendet, um Risse von der Rückseite her mit Papier oder Textil zu fixieren; Löcher wurden mit Klebestreifen oder Klebeband überdeckt; gerissene Ränder wurden mit Klebeband gesichert, wodurch sich das Papier wellt; auf manchen Tafeln finden sich Spuren von harzigen Substanzen, die nicht näher einzuordnen sind, auf anderen runde Flecken, die sich im Papier ausgebreitet haben und von Fetten oder Lösungsmitteln stammen könnten. Diese

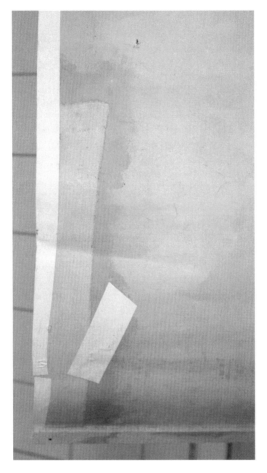

☐ Abb. 7.4 Klebstoff und Klebeband auf der Rückseite einer Tafel. (Quelle: Anatomisches Institut HD: Rückseite Tafel #83, mehrfach mit Textil und Klebeband repariert. Foto: Petra Rudolf, 2022)

Schäden sind von höchster Relevanz, da sie Papier und Farben noch zukünftig zerstören könnten.

Unter den mechanischen Schäden sind die erwähnten Farbabtragungen sowie extreme Knicke und Brüche im Papier und lange, instabile Risse die wichtigsten. Löcher hingegen, ganz gleich wie unansehnlich, und abgerissene Papierfetzen bei einem stabilen Rest stehen einer längerfristigen Lagerung nicht im Weg. Neben dem Erhaltungszustand fallen beim Bearbeiten Details auf, die auch auf modernen Fotografien nicht unbedingt erkennbar sind. Da bis auf einige Jahreszahlen nicht bekannt ist, wo und wann genau die Tafeln gefertigt wurden, könnten die Materialien einen Hinweis auf die Reihenfolge ihrer Entstehung liefern. Die Holzleisten sind teils einfarbig bemalt, teils einteilig, teils dreiteilig, obwohl es sich um die ursprünglichen zu handeln scheint. Andere Tafeln wurden am oberen

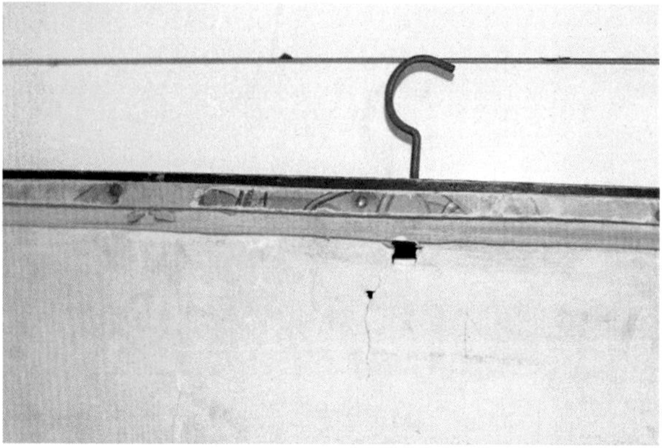

7

◘ Abb. 7.5 Nägel auf unterlegter Pappleiste, auf der die Reste von Darstellungen zu sehen sind. (Quelle: Anatomisches Institut HD: Obere Leiste von Tafel #16 mit bemalter Pappe als Unterlage, rückseitig. Foto: Petra Rudolf, 2022)

Rand, der vermutlich eingerissen war, abgeschnitten und erneut auf einer Leiste befestigt.

Der Zweck schien dabei immer im Vordergrund zu stehen, auf die Optik wurde weniger geachtet. Ausgebesserte Leisten sind manchmal nicht bemalt, die Form stimmt nicht mit der originalen überein. In einem Fall wurde das Papier sogar auf die Vorderseite der erneuerten Leiste genagelt, während es hinter der originalen zweiten befestigt ist. Haken sind in Einzelfällen grob aus stabilem Draht zurechtgebogen. Die Papierqualität wechselt mit der Zeit; möglicherweise standen Elise Schorn während der späten Kriegsjahre keine guten Materialien zur Verfügung, während die älteren Tafeln von August Vierling noch auf sehr stabilem, heute weniger sprödem Papier gezeichnet wurden.

Nur an den Originalen sind Hinweise auf den Entstehungsprozess zu finden. Während die neueren Tafeln zwischen je zwei Leisten geklebt und genagelt wurden, sind die alten nur auf jeweils eine aufgenagelt. Um Einreißen des Papiers zu verhindern, wurden dabei die Nägel mit Pappstückchen oder Pappleisten unterlegt. Auf mehreren dieser Leisten sind bei Tafeln von Elise Schorn die Reste zerschnittener Darstellungen (◘ Abb. 7.5) zu erkennen, vielleicht Skizzen, vielleicht Vorarbeit für die Übertragung auf das große Format. Eine Tafel (◘ Abb. 7.2) zeigt auf der Rückseite einen nicht ganz ausgearbeiteten Entwurf, eine weitere eine kleine Skizze.

Von der Verwendung der Lehrtafeln zeugen die Löcher von Reißnägeln an den Rändern von Tafeln, die sich eingerollt hätten, wären sie nicht befestigt worden. Ob an einer Wand, kann man schwer nachvollziehen, wenn man die Tafeln auf alten Aufnahmen im Hörsaal frei hängen sieht. Auch Notizen sind erkennbar, in manchen Fällen als Teil der entfernten Bleistiftzeichnung vor der Ausarbeitung, in einigen später entstanden und kurioserweise mit Bleistift mitten auf Gefäße zentral ins Bild geschrieben, schief und fast nur mit Lichtspiegelung auf den Bleistiftlinien lesbar (◘ Abb. 7.3).

Skizzen rund um die farbigen Motive zeugen davon, dass die Wirkung im Hörsaal Vorrang vor der Zeit hatte, verbliebene Linien noch wegzuradieren: Aus wenigen Metern Entfernung sind sie schon nicht mehr sichtbar.

7.4 Ersteller und Inhalte

Die sechs ältesten noch vorhandenen Tafeln stammen aus der Feder von August Vierling, der seit 1901 am Anatomischen Institut beschäftigt war.[3] Sein Stil ist naturalistisch, größtenteils ohne Abstraktion. Strukturen werden farblich dezent voneinander abgegrenzt. Insbesondere auf seiner Darstellung des Felsenbeins von 1931 (◨ Abb. 7.6) erkennt man, dass er großen Wert auf Materialität legte. Als anfänglicher mikroskopischer Präparationsassistent, später offiziell als wissenschaftlicher Zeichner, entwarf er seine Werke auch nach eigenen Präparaten. Für seine Lehrtafeln und Wachsmodelle erhielt er eine separate Entlohnung.[4]

Im Unterschied zu Vierlings Felsenbein steht das gleiche Motiv in ähnlicher Ansicht (◨ Abb. 7.7), gemalt von Elise Schorn, am Institut von 1934–1945,[5,6] nach Sobotta. Ihr Stil – wie auch der kopierte – sind deutlich abstrakter, legt mehr Wert auf die grobe Form, die Materialität tritt nur gelegentlich in Erscheinung. Die sehr klar voneinander abgegrenzten Strukturen ergeben zwar keinen so guten Gesamteindruck der Hör- und Gleichgewichtsorgane, ermöglichen aber ein schnelles Verständnis von Zusammenhängen. Noch weiter vereinfacht sind die meisten von Elise Schorn selbst entworfenen Tafeln mit Strukturen in kräftigen Farben, oft vor schwarzem Hintergrund. Effizienz dürfte für sie von Belang gewesen sein, da sie zerstörte Tafeln ersetzen und die Sammlung darüber hinaus ergänzen sollte. Die 40 erhaltenen Tafeln Schorns machen fast die Hälfte der noch existierenden Heidelberger Sammlung aus, eine davon ist verschollen. Erwähnenswert ist außerdem der Stil der markigen Gesichter, an denen Einflüsse der nationalsozialistischen Ideologie zu erkennen sind und die teilweise den inhaltlichen Fokus aus dem Zentrum des Bildes verdrängen.

Im Gegensatz dazu stehen die zunehmenden abstrahierten Darstellungen, etwa der Plexus brachialis, ein Nervengeflecht in der Schulter (◨ Abb. 7.8), von Elise Schorn, eine Struktur, für die offenbar schon lange verschiedenste Arten der Simplifizierung genutzt werden. Die plane Projektion der Nervenverläufe ist auf einer Wandtafel eher eine Ausnahme, da sie nur bedingt dem Verständnis dienen kann; sie ergänzt das Wissen um die dreidimensionale Struktur, die bereits bekannt sein muss. Dagegen ermöglichen insbesondere topografische Abbildungen ein grundlegendes Verständnis vor einer ersten Konfrontation mit einem Präparat.

---

3 Universitätsarchiv Heidelberg (UAH), PA 6162, Nr. 36.929, Schreiben des Min. Kult. u. Unt., 11.10.1901.

4 UAH, PA 6162, Nr. A.3373, Brief des Min. Kult. u. Unt., 16.02.1923.

5 UAH, PA 5761, Personal- und Vergütungsbogen.

6 UAH, PA 5761, Nr. 4680, Ersuch um Entlassung, Schorn an Sekretariat, 11.09.1945.

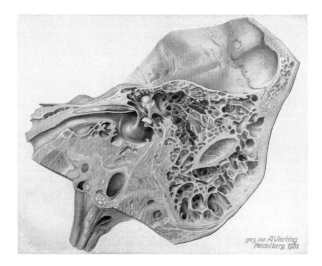

◘ Abb. 7.6   Darstellung des Felsenbeins 1931 von August Vierling. (Quelle: Anatomisches Institut HD: Felsenbein, A. Vierling, 1931. Tafel #85. Foto: Sara Doll, 2020)

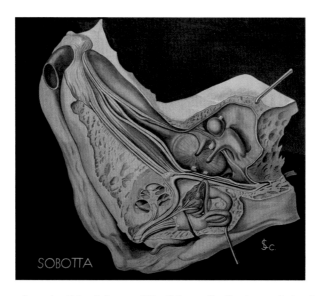

◘ Abb. 7.7   Darstellung des Felsenbeins von Elise Schorn. (Quelle: Anatomisches Institut HD: Felsenbein nach Sobotta, Elisa Schorn. Tafel #84. Foto: Sara Doll, 2013)

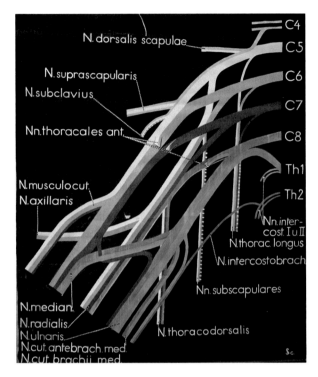

◪ Abb. 7.8 Darstellung des Plexus brachialis von Elise Schorn. (Quelle: Anatomisches Institut HD: Plexus brachialis, Elise Schorn. Tafel #21. Foto: Sara Doll, 2006)

Eine weitere beeindruckende Tafel von Vierling, die detailliert freipräparierten oberflächlichen Leitungsbahnen des Kopfes (◪ Abb. 7.9), wurde 1963 von A. Saynisch (Lebensdaten unbekannt) – sie ist die einzige erhaltene mit dieser Signatur – im annähernd originalen Stil kopiert (◪ Abb. 7.10) und dabei minimal verändert. Während Vierling die Lymphbahnen farblich in Abflussgebiete aufteilte, fasst Saynisch sie in Gelb zusammen. Die Nerven sind auf beiden Tafeln in Weißgrau gehalten. Da in den Sechzigerjahren die Farbe Gelb für Nerven schon fest etabliert war, dürfte diese Wahl der Erkennbarkeit sowie dem Original geschuldet sein. Mit der Entwicklung der Lithographie im 19. Jahrhundert wurden Nerven oft in Weiß gezeigt, seit einer Ausgabe von Henry Grays Anatomy 1887 setzte sich allerdings Gelb durch (Assen 2015). Die alte Tafel befindet sich in relativ gutem Zustand, daher könnte der Grund für die aufwendige Kopie in diesem Fall inhaltlicher Natur sein oder sollte dazu dienen, das Original nicht weiter zu strapazieren. Auch eine eher repräsentative Verwendung ist bei diesem detailreichen Blickfang denkbar.

Doppelte Motive und Kopien finden sich auch bei den späteren Zeichnern, allerdings sind keine weiteren Kopien von Vierlings Tafeln erhalten. Zwischen 1939 und 1967 illustrierte der Jurastudent Christo Michail Popoff (1921–2011) einige neue Tafeln, von denen sechs Stück, vorwiegend zur makroskopischen Neuroa-

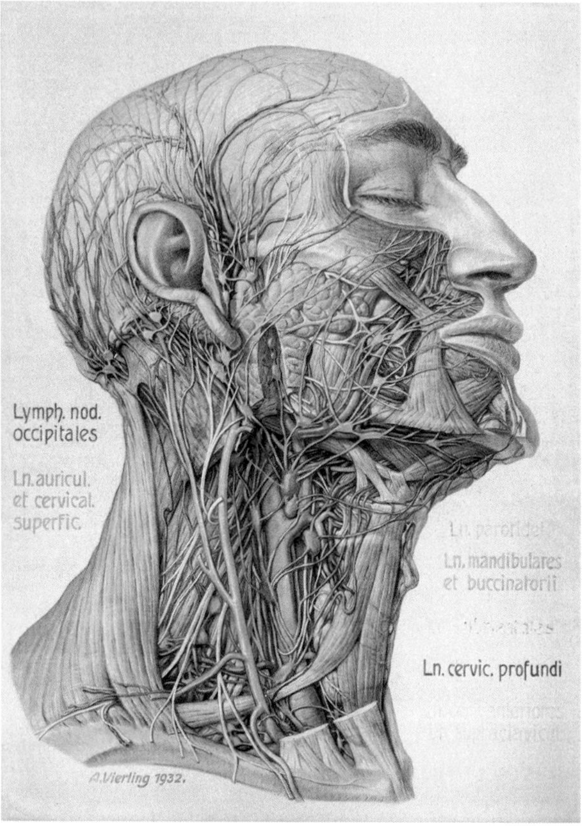

7

Abb. 7.9 Leitungsbahnen des Kopfes von August Vierling. (Quelle: Anatomisches Institut HD: Lymphgefäße Hals/Kopf, A. Vierling, 1932. Tafel #88. Foto: Hendrik Schröder, 2020)

natomie, noch vorhanden sind. Farblich hervorgehoben sind meist nur noch die jeweils relevanten Strukturen, das Bild selbst ist in Schwarzweiß gehalten. Eine Ansicht des freipräparierten Gehirns mit farbigen Gefäßen von 1967 wurde nur zwei Jahre später von Popoffs Nachfolger, dem Grafiker Wolf-Dietrich Wyrwas (*1944), erneut gezeichnet, dieses Mal komplett in Schwarzweiß. Beide Darstellungen scheinen eine Kopie aus demselben neurologischen Lehrbuch zu sein.

Von Wolf-Dietrich Wyrwas existiert außerdem ein farbiges Schema der Hirnnervenkerne doppelt, 1969 und 1971 entstanden, einander sehr ähnlich und inhaltlich nur in zwei kleinen Kennzeichnungen unterschieden, eine Änderung, für die keine neue Tafel nötig gewesen wäre. Während dieser drei Jahre entwarf Wyrwas noch viele weitere Tafeln, darunter viele nach elektronenmikroskopischen Ansichten, stilistisch meist schwarze Linien mit flächigem Gelb zur Hervorhebung oder Grundierung, entsprechend den von ihm selbst für Lehrbücher ent-

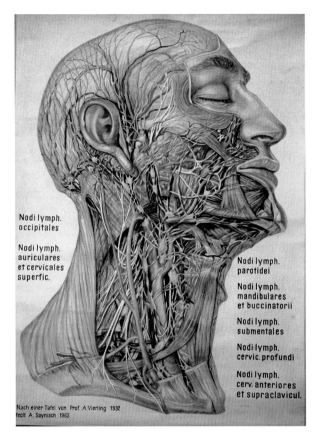

Nodi lymph.
occipitales

Nodi lymph.
auriculares
et cervicales
superfic.

Nodi lymph.
parotidei

Nodi lymph.
mandibulares
et buccinatorii

Nodi lymph.
submentales

Nodi lymph.
cervic. profundi

Nodi lymph.
cerv. anteriores
et supraclavicul.

Nach einer Tafel von Prof. A.Vierling 1932
fecit A. Saynisch 1963

▣ Abb. 7.10 Kopie von A. Saynisch. (Quelle: Anatomisches Institut HD: Lymphgefäße Hals/Kopf nach der Tafel von Vierling, A. Saynisch, 1963. Tafel #17. Foto: Sara Doll, 2006)

worfenen Schemata zur Zell- und Neurobiologie. Insgesamt sind 28 signierte Tafeln erhalten, die neuesten von 1971.

Inhaltlich fällt unter Wyrwas' Tafeln eine teils schematisierte Ansicht auf: „Der Kehlkopf im Spiegel" (▣ Abb. 7.11) zusammen mit einer Seitenansicht des Kopfes, auf der die Lage des Laryngoskopes zu erkennen ist. Diese Darstellung ist explizit medizinisch: Die anatomischen Strukturen werden in Bezug auf den klinisch relevanten Nutzen gezeigt.

Eine weitere, unsignierte Tafel von Wyrwas befindet sich unter den vier unsignierten der Sammlung. Die übrigen drei sind derzeit keinem Illustrator zuzuordnen. Zeitlich unklar verortet, vermutlich vor Popoff, existieren noch drei weitere Tafeln mit den Signaturen Engelmann, E.R. (Lebensdaten unbekannt) und L. Wiechers (Lebensdaten unbekannt).

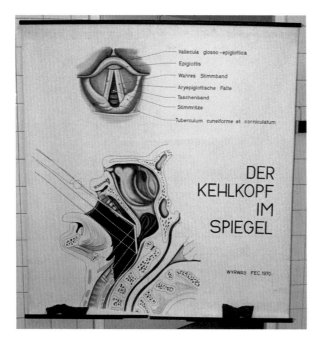

◪ Abb. 7.11 „Der Kehlkopf im Spiegel" von Wolf-Dietrich Wyrwas, 1970. (Quelle: Tafel #80, Schematische Darstellung der Laryngoskopie. Foto: Petra Rudolf, 2022)

7.5 Erarbeitung einer Dokumentation

Das Ziel ist die Restauration aller Tafeln. Die Einschätzung des Erhaltungszustands sollte in der Dokumentation schnell ersichtlich sein, damit gefährdete Tafeln möglichst bald restauriert werden. Um die Tafeln auch in die im Entstehen begriffene Datenbank der gesamten Sammlung aufnehmen zu können, wurde ein vorläufiger Dokumentationsbogen entworfen, basierend auf einem vorhandenen für anatomische Modelle und den Anforderungen der Lehrtafeln angepasst. Im Laufe der anfangs handschriftlichen Dokumentation ergaben sich wiederkehrende Schäden, Merkmale und Besonderheiten, die in ein ausfüllbares PDF übertragen wurden. Ein Ampelsystem zum Ankreuzen von Beschädigungen, die dringendes Handeln erforderlich machen, stellt diese an den rechten Rand des Bogens, sodass sie beim Blättern ausgedruckter Versionen schnell zu sehen sind und in der digitalen möglichst direkt ins Auge fallen: Stabil – Instabil – Notsicherung (◪ Abb. 7.12). Die Übersicht über den Zustand sowie Anmerkungen sind als Auswahl mit zusätzlichem Freitext angelegt. Auf die erste Seite mit allen wichtigen Informationen folgen weitere zur detaillierteren Schadensdokumentation. Schlussendlich sollen die Dokumentationsbögen in einer Datenbank erfasst und möglichst in der vorliegenden Form ausgegeben werden.

Lehrtafeln des Anatomischen Instituts Heidelberg | Erfassung 2021-22 durch P. Rudolf

Inventarnr.: 34　　**Rückseitig:** En 1443

Motiv: Schädel lateral: Entwicklung prim. & sek. Kiefergelenk?

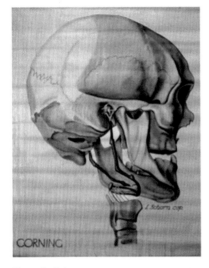

Standort: Anatomisches Institut Heidelberg

Maße in cm:　150x110

Künstler:　L. Schorn cop. nach Corning

Entstehungszeit:　?

Technik:　Mischtechnik: Ölkreide, Tusche

Material:　Papier, Ränder Textil

Schwarze Leisten, mit Pappunterlage aufgenagelt

Haken fehlt. Messinghaken entf., Öse u. re.

Erhaltungszustand: ○ stabil　○ instabil　◉ Notsicherung

☑ Klebeband	☐ fehlende/lose Teile
☑ Fremdsubstanzen	☐ sprödes Material
☐ Schimmel	☑ Feuchtigkeit
☐ Fettflecken	☐ zerbrochene Leisten

Besonderheiten: War mit Unterkante nach außen aufgerollt (s. auch Wasserspuren).

Wasserschäden:
- ☑ Material gewellt
- ☐ Material starr
- ☑ Schlieren
- ☐ Motiv verwaschen

Papierschäden:
- ☐ Löcher
- ☐ kleine Löcher (Reißnägel o.ä.)
- ☐ Loch/Riss durch Haken
- ☐ Risse groß
- ☐ Risse klein
- ☐ Risse an vertikalen Rändern
- ☐ Knicke mit Bruchgefahr
- ☐ Lose Papierteile, vorhanden
- ☐ Überklebte Schäden vorn
- ☑ Materialspannung hoch
- ☐ Raue Oberfläche

Leisten:
- ☐ ersetzt
- ☐ gebrochen
- ☐ Nägel lose
- ☑ Haken ausgebrochen
- ☑ mehrteilig

Textil:
- ☑ Rand umklebt
- ☐ hinterklebt, Rand umgeschlagen
- ☐ hinterklebt, kein Rand
- ☐ Textil fasert auf
- ☐ Textil zerlöchert
- ☑ Textilrand abgelöst
- ☐ Textil vom Papier abgelöst
- ☑ Hinterklebte Schäden
- ☐ Textil mehrteilig
- ☐ ersetzt durch Klebeband

Farbe und Schrift:
- ☐ deutlicher Farbabtrag (Pigment)
- ☐ deckende Farbe blättert ab
- ☐ Fehlende Farbstellen
- ☐ Motiv unkenntlich

Verschmutzung:
- ☐ Stark verstaubt
- ☐ Staub vom Pigment
- ☐ Farbschmierer
- ☐ Schuhabdrücke
- ☐ Finger-/Handabdrücke
- ☑ Verfärbungen

◘ Abb. 7.12 Dokumentationsbogen zur Einschätzung des Erhaltungszustandes. (Quelle: Anatomisches Institut HD: Entwurf Dokumentationsbogen, Petra Rudolf, 2022)

7.6 Resümee

Abbildungen aus Atlanten, für die Lehre und das hohe Lerntempo perfektioniert und vervielfältigt, werden heute auch auf Vorlesungsfolien genutzt. Die digitale Verfügbarkeit erlaubt, sie variabel und in großer Zahl einzusetzen. Dennoch lohnt es sich, insbesondere handgemalte Originale zu erhalten und einen Blick auf jene Zeit zu ermöglichen, in der eine sehr begrenzte Zahl von Tafeln während einer Vorlesung Verwendung fand, während inzwischen hundert größtenteils bebilderte Folien für eineinhalb Stunden keine Seltenheit sind. Die dargestellten anatomischen Strukturen, Blickwinkel und Hervorhebungen haben sich seit einem Jahrhundert bemerkenswert wenig verändert. Mit dem verstärkten Aufkommen dreidimensionaler Darstellungen wird sich auch die anatomische Lehre anpassen. Dabei sollte nicht vergessen werden, wie einprägsam zweidimensionale Ansichten sind, zumal radiologische Bildgebung sich in geschichteten Ebenen und noch selten im dreidimensionalen Bereich bewegt. Ihren Nutzen werden Bilder nie vollständig verlieren, weder realitätsnahe noch schematisierte, weil sie komplexe Strukturen einfach repräsentieren können. Für das Medizinstudium benötigt man naturalistische Darstellungen ebenso wie vereinfachte Schemata, aus denen man die tatsächliche Struktur nicht rückschließen kann. Erstere dienen eher dem Verständnis und Gesamtbild, die Abstrahierung dem Auswendiglernen aller zugehörigen Einzelheiten.

Die erhaltenen Tafeln bieten viele Möglichkeiten, die Geschichte anatomischer Illustrationen für die Lehre – und womöglich darüber hinaus – zu rekonstruieren und verschiedenen Aspekten auf den Grund zu gehen. Sie sind Teil eines Weges, der stark wechselnden Einflüssen unterlag und seinerseits die Entwicklung unseres heutigen Verständnisses der makro- und mikroskopischen Anatomie beeinflusste.

Literatur

Assen S (2015) Red, blue and yellow: The use of color in anatomical illustration. ▶ https://www.albertadoctors.org/5683.aspx. [Stand 12.11.2022, 17:13]

Anatomische Fotografien

Körper in Pose – Anatomie und (Foto-) Kunst im frühen 20. Jahrhundert

Karen Nolte

Inhaltsverzeichnis

© Der/die Autor(en), exklusiv lizenziert an Springer-Verlag GmbH, DE, ein Teil von Springer Nature 2023
S. Doll und K. Nolte (Hrsg.), *Der Medizinische Blick in sammlungshistorischer Perspektive*, https://doi.org/10.1007/978-3-662-64192-7_8

8.1 Das Objekt

In der Sammlung des Instituts für Anatomie und Zellbiologie sind sechs Ordner mit Abzügen der Diasammlung überliefert, die in den 1930er und 1940er Jahren in der anatomischen Lehre eingesetzt wurden. Die Originale, d. h. die Dias selbst, sind nicht überliefert. In dem Ordner befinden sich insgesamt 51 Seiten aus hellbraunem Karton, auf denen die Abzüge der Dias aufgeklebt und jeweils mit einer Nummer beschriftet wurden (◻ Abb. 8.1).

Die folgende Darstellung konzentriert sich exemplarisch auf einen Leitz-Ordner, auf dessen Etikett der Titel „Muskelspiel und Bewegungsapparat" zu lesen ist.

Die Abbildungen in der Dia-Sammlung in dem Leitz-Ordner gehen größtenteils auf Hermann Hoepke (1889–1993) zurück, der 1921 planmäßiger Assistent und erster Prosektor am Anatomischen Institut der Universität Heidelberg

8

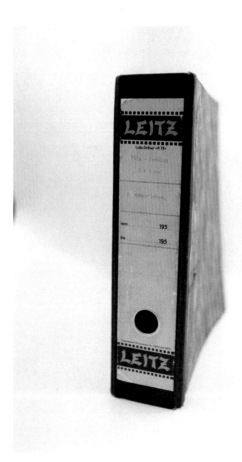

◻ **Abb. 8.1** Der Leitz-Ordner mit ausgewählten Seiten, Sammlung des Instituts für Anatomie und Zellbiologie. (Fotos: Karen Nolte © Universität Heidelberg)

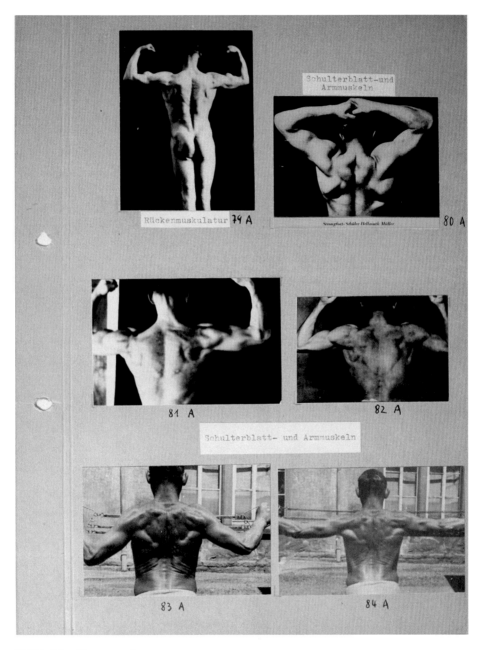

Abb. 8.1 (Fortsetzung)

8

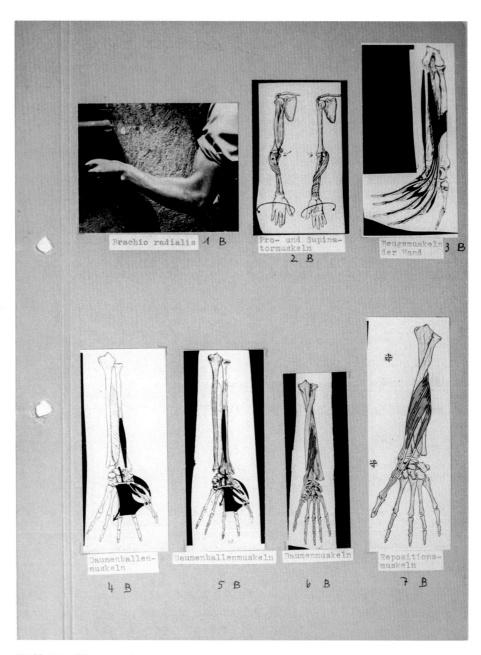

◘ Abb. 8.1 (Fortsetzung)

wurde, sich dann 1923 dort habilitierte und 1927 zum außerordentlichen Professor ernannt und bis 1939 zunächst entlassen wurde, da seine Frau als nicht als „arisch" galt. 1945 bis 1946 wurde er von den Alliierten interimsmäßig wieder als Professor eingesetzt. 1947 bis 1957 war er ordentlicher Professor in der Heidel-

berger Anatomie und vertrat sich nach seiner Emeritierung noch selbst bis 1961
(Doll et al. 2017, S. 70, 84). Hoepke publizierte 1936 ein 83 Seiten umfassendes
Lehrbuch mit dem Titel „Das Muskelspiel des Menschen", in dem er die Anatomie der Muskeln in Bewegung darstellte. In dem Leitz-Ordner sind die Originale der Fotos und Zeichnungen zu sehen, die Hoepke auch in seinem Lehrbuch
verwendete. Ergänzt wurden diese Fotografien, bei denen Hoepke größtenteils an-
gibt, diese seien eine „Eigenproduktion". Dies bedeutet vermutlich, dass die Fotos in seinem Auftrag, die meisten vermutlich von der Hausfotografin der Anatomie in Heidelberg, Charlotte Ziesmer (1893–1974) aufgenommen wurden. Ziesmer war in „Röntgenographie und wissenschaftlicher Fotografie" in der Schule
des Lette-Vereins in Berlin ausgebildet worden und arbeitete seit 1916 bis ins
hohe Alter in der Anatomie (Doll 2014, S. 203). Angereichert werden die Fotos
und Zeichnungen mit Fotografien aus dem Buch „Die Schönheit des weiblichen
Körpers" von Carl Heinrich Stratz, das 1898 in der ersten Auflage erschienen
war und dann vielfach wieder aufgelegt wurde. Zudem sind Fotografien weiblicher Akte von diversen Künstlern in die Lehr-Dia-Sammlung aufgenommen worden. Im Ordner finden sich zudem anatomische Zeichnungen aus verschiedenen
Bänden von Wilhelm Tanks (1888–1967) anatomischen Werk „Form und Funktion" von Kopf und Rumpf (Tank 1953, 1957). Der Bildhauer und Maler Tank
war 1912 zunächst Lehrer für anatomisches Abzeichnen an der Berliner Charité,
1924–1936 lehrte er an der Deutschen Hochschule für Leibesübungen, ab 1929
Professor an der Hochschule für bildende Kunst in Berlin, wo er bis 1962 lehrte.
Auch aus Kurt Tittels „Beschreibende und funktionelle Anatomie des Menschen"
sind drei Zeichnungen eines speerwerfenden Mannes und einer vom Startblock
springenden Schwimmerin abfotografiert und in die Dia-Sammlung aufgenommen worden (Tittel 1959).

8.2 Eine körperhistorische Perspektive auf die Lehre zum „Muskelspiel" in Heidelberg

Im Anschluss an bisherige Forschungen zu Abbildungen in den Lebenswissenschaften, die herausarbeiten, dass diese als Ausdruck sozialer und gesellschaft-
licher Verhältnisse zu lesen sind (Daston und Galison 2017; Nemec 2020), sollen im Weiteren die für die Lehre zum menschlichen Bewegungsapparat zusam-
mengestellten Abbildungen, die als Dias während der Vorlesung gezeigt wurden,
körperhistorisch betrachtet werden. In diesem Beitrag geht es also nicht primär
darum, die in Abzügen überlieferte Dia-Sammlung zu verwenden, um einzelne
Lehrinhalte anatomiegeschichtlich zu rekonstruieren. Vielmehr wird eine weitere
Dimension der Vermittlung herausgearbeitet, mit der Medizinstudent*innen weitaus mehr als Muskeln und Knochen in Bewegung präsentiert wurde. Im Folgenden wird untersucht, welche Körperbilder vermittelt wurden und wie sind diese
(körper)historisch einzuordnen sind.

In der Dia-Sammlung für die Vorlesungen zum Bewegungsapparat in der Heidelberger Anatomie wurden anatomische Zeichnungen von Muskeln, Knochen

sowie den Muskelansätzen in einer bestimmten Pose resp. Bewegung in der üblichen schematisierenden Weise dargestellt – diese Zeichnungen werden begleitet von Schwarzweiß-Fotografien von Menschen, die eine bestimmte Bewegung ausführen resp. eine Pose einnehmen. So wurde ein Mann von der Hüfte abwärts fotografiert, während er auf Zehenspitzen steht, direkt daneben ist eine schematisierende Darstellung der an dieser Pose beteiligten Oberschenkelmuskeln zu sehen. Der Mann trägt einen Lendenschurz und steht vor einer weißen Wand auf einem Estrich-Boden.

Diese Darstellungsweise folgt einer üblichen fotografischen Inszenierung in der Medizin, die sich seit der Einführung der Fotografie in den 1860er Jahren in dieser wissenschaftlichen Disziplin entwickelt hat. Brachten nach Ansicht der Mediziner Künstler in die Zeichnungen vom menschlichen Körper stets „subjektive" Momente ein, so wurde hingegen in die Fotografie die Hoffnung gesetzt, naturgetreue Abbildungen liefern, also gewissermaßen in mechanischer Weise vom menschlichen Einfluss unabhängig „objektiv" abbilden zu können. Peter Galison und Lorraine Daston sehen in der Einführung der Fotografie in die Lebenswissenschaften daher ein wesentliches Charakteristikum für die historische Entstehung der wissenschaftlichen Objektivität seit der Mitte des 19. Jahrhunderts (Daston und Galison 2017, S. 133–145). Erste Patientenfotografien orientierten sich an der bürgerlichen Atelierfotografie. Die Menschen wurden vor einem neutralen Hintergrund abgelichtet, wobei die Körperpartie, auf die die Betrachtenden den Blick fokussieren sollten, jeweils entblößt wurde (Brinkschulte und Lemke Muniz de Faria 2001; Schmidt 2001, S. 33–56). Im frühen 20. Jahrhundert wurden Menschen für medizinische Werke ganz nackt abgebildet und recht häufig vor einem schwarzen Hintergrund platziert. Der Mensch sollte sich buchstäblich von allem entkleiden, was Ausdruck von Individualität war und so von dem „objektiv" abzubildenden physischen oder pathologischen Phänomenen ablenken könnte. So hergestellte Abbildungen sollten durch die immergleiche Abbildungspraxis zudem einer besseren Vergleichbarkeit dienen (Steinlechner 2001, S. 65).

Auf anderen Seiten des Leitz-Ordners aus der Heidelberger Sammlung wird ganz auf die anatomischen Zeichnungen verzichtet und die Muskeln direkt an einem athletischen männlichen Körper gezeigt (◘ Abb. 8.2).

Die Art der Zusammenstellung von Abbildungen in der Lehr-Dia-Sammlung der Heidelberger Anatomie wäre ohne eine Popularisierung anatomischer Abbildungen, die sich seit dem ausgehenden 19. Jahrhundert vollzogen hat, gar nicht denkbar. Im Jahr 1880 hatte der Tübinger Anatomieprofessor August von Froriep (1849–1917) seine reich bebilderte „Anatomie für Künstler" für die akademische Kunstausbildung publiziert (Nemec 2020, S. 25). Seinem Beispiel folgte eine Vielzahl von Büchern, in denen angehenden Künstler*innen die menschliche Anatomie nahegebracht werden sollte. Das Werk, dass die Ästhetik der von Hoepke in Heidelberg in Auftrag gegebenen Fotografien für die Lehre zum „Muskelspiel" maßgeblich geprägt hat, ist das Buch des Münchener Anatomen Siegfried Mollier (1866–1954) „Plastische Anatomie. Die konstruktive Form des menschlichen Körpers", das 1924 erschien (Mollier 1924). Hoepke vermerkte in seinem Buch unter den in Heidelberg aufgenommenen männlichen Aktfotografien, die eine Muskelbewegung zeigen und auch in der Dia-Sammlung zu sehen

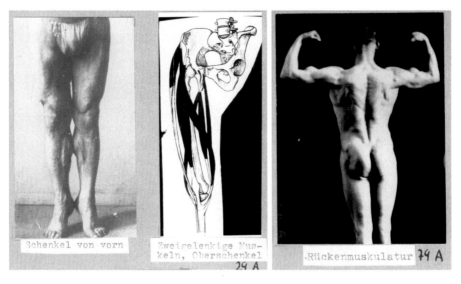

Schenkel von vorn

Zweigelenkige Muskeln, Oberschenkel
29 A

.Rückenmuskulatur 14 A

◻ Abb. 8.2 Links: Seite 5, rechts: S. 14 aus dem Leitz-Ordner, Sammlung des Instituts für Anatomie und Zellbiologie. (© Universität Heidelberg)

sind, in Klammern jeweils „nach Mollier" und stellte so einen direkten Bezug zu dem Werk des Münchener Anatomen her. Die Zeichnungen des Künstlers Hans Sachs sowie die zahlreichen Aktfotografien, deren Urheber nicht benannt wird, im Werk von Mollier sind von hoher künstlerischer Qualität. Während Hoepkes Zeichnungen recht einfach in Schwarzweiß gehalten sind, wirken die Zeichnungen von Hans Sachs wie Kreidezeichnungen, die mit wenigen Farbtönen auskommen und doch eine sehr signifikante Ästhetik entfalten. Die Fotografien zeigen überwiegend unbekleidete Männer und Frauen in einer spezifischen Pose resp. Bewegung. Die Schwarzweiß-Fotografien sind vor einem neutralen Hintergrund aufgenommen. Die Frauen entsprechen dem Typus und Schönheitsideal der neuen Frau in den Zwanziger Jahren mit Bubikopf und knabenhafter Figur (◻ Abb. 8.3).

Eine Aktfotografie in Molliers Band, bei der sich eine Frau mit knabenhaftem Körperbau nach oben streckt und die Arme über die Schulter hebt (◻ Abb. 8.3), ist auch in der Heidelberger Dia-Sammlung zu finden und wird dort versehentlich Carl Heinrich Stratz zugeschrieben (◻ Abb. 8.4); die Initialien seiner Vornamen sind auch fehlerhaft. Rechts neben dem weiblichen Körper ist ein männlicher Oberkörper von hinten fotografiert, der ebenfalls seine Arme nach oben über die Schulterhöhe hebt. Während bei der Frau die Muskeln kaum zu sehen sind, treten diese bei dem trainierten Mann sehr deutlich hervor, insbesondere der seitliche Rückenmuskel (Musculus latissimus dorsi). Diese beiden Fotografien wirken durch den Kontrast: Der Körper der Frau wird unterstrichen durch Beleuchtung und Schatten als schmaler zierlicher Körper mit Rundungen gezeigt, der Oberkörper des Mannes hingegen definiert, kräftig mit einem muskulösen breiten Rücken (◻ Abb. 8.4).

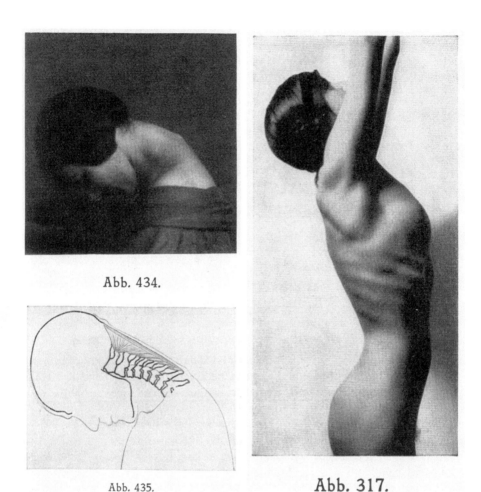

Abb. 434.

Abb. 435.   Abb. 317.

▣ **Abb. 8.3** In Siegfried Mollier: Plastische Anatomie. Die konstruktive Form des menschlichen Körpers, München: Verlag von J.F. Bergmann 1924, S. 276

Unverkennbar sollen Medizinstudent*innen auf die klare Differenz weiblicher und männlicher Körper hingewiesen werden. Es werden hier idealisierte Körper gezeigt, sie repräsentieren damalige Vorstellungen von Schönheit. Diese Schönheitsideale orientieren sich an antiken Statuen, die Frauen mit kleinen festen hochangesetzten Brüsten, recht schmalen Hüften und nicht allzu stark ausgeprägter Taille zeigen. Carl Heinrich Stratz charakterisiert seinen „modernen Schönheitsbegriff" als einen, der sich auf die Körperideale der Antike rückbesinnt (Stratz 1941, S. 11–36). Die in Mollier und in der Heidelberger Dia-Sammlung abgebildeten Männer entsprechen ebenfalls antiken Männerstatuen, wie beispielsweise eine direkte Gegenüberstellung eines Fotos mit einem Relief zeigt. Hier werden Fotografien von Fußstellungen einem antiken Relief mit ähnlicher Fußstellung gegenübergestellt (▣ Abb. 8.5). In Hoepkes Buch finden sich noch mehr Abbildungen römischer Männerstatuen (Hoepke 1936, Bild 23, S. 39).

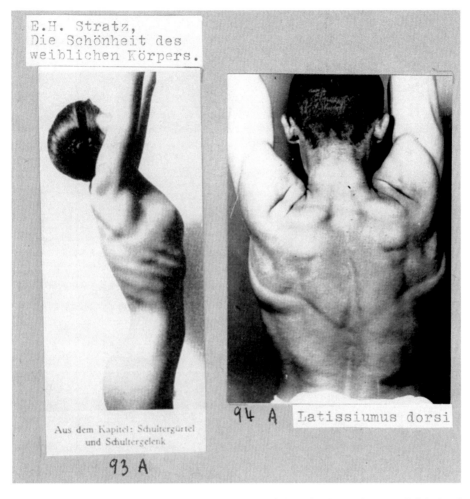

E.H. Stratz,
Die Schönheit des
weiblichen Körpers.

Aus dem Kapitel: Schultergürtel
und Schultergelenk

93 A

94 A   Latissiumus dorsi

□ Abb. 8.4   S. 16 aus dem Leitz-Ordner, Sammlung des Instituts für Anatomie und Zellbiologie. (© Universität Heidelberg)

Die Fotografien ähnelten den zu der Zeit auch in der anatomischen Lehre präsentierten Muskelmännern, die den Studierenden ihre Muskeln live im Hörsaal oder in Lehrfilmen darboten. Der bekannteste dieser Lehrfilme ist der Stummfilm „Der Muskelmann Wilhelm Emter aus Lörrach", der 1936 von Arthur Friedel im Berliner Anatomischen Institut für die Reichsanstalt für Film und Bild in Wissenschaft und Unterricht (RWU) produziert worden war. Eine Kopie befindet sich noch heute in der Sammlung des Instituts für Anatomie und Zellbiologie in Heidelberg (Doll 2015, S. 290–294). Diese Muskelmänner waren in der Lage, ihre Muskeln in Bewegungen so „spielen" zu lassen, dass die Medizinstudierenden einzelne Muskeln oder Muskelgruppen identifizieren konnten. Diese beiden Fotografien aus der Heidelberger Dia-Sammlung legen eine Assoziation zu dem „Muskelmann Emter" nahe (□ Abb. 8.6).

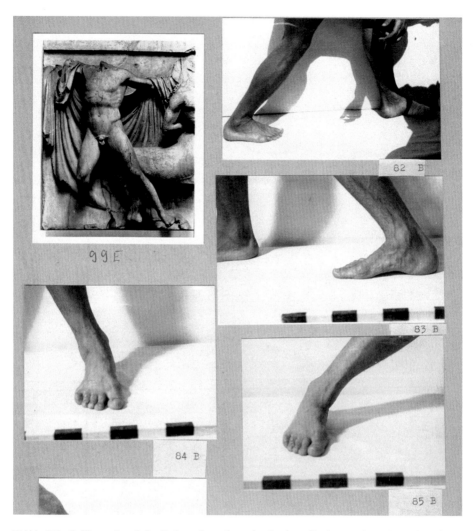

⬛ Abb. 8.5 S. 35 aus dem Leitz-Ordner, Sammlung des Instituts für Anatomie und Zellbiologie. (©
Universität Heidelberg)

Die in der Heidelberger Sammlung abgebildeten männlichen Körper entspra-
chen zudem dem Schönheitsideal der 1930er Jahre, demzufolge ein athletischer
Körperbau Männlichkeit in idealer Weise zum Ausdruck brachte. Unterstrichen
wird dieser Eindruck dadurch, dass der Ordner eine Reihe von Fotografien von
Sportlern enthält: Hürdenläufer, Turner, Gewichtheber, Sprinter und Ringer. Zu-
weilen wird dem Foto eine Zeichnung zur Seite gestellt, auf die Muskeln einge-
zeichnet sind, die auf dem Foto identifiziert werden sollen (⬛ Abb. 8.7).

Im Kontext der Nacktkulturbewegung der 1920er und 1930er Jahre entstand
der moderne Körper, der durch gymnastische Übungen gemäß antiken Schön-
heitsidealen geformt werden sollte. Ein schlanker, muskulöser Körper mit ge-

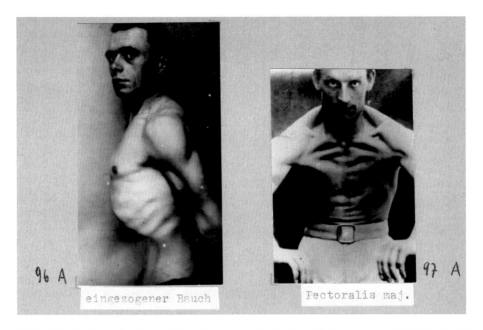

■ **Abb. 8.6** S. 17 aus dem Leitz-Ordner, Sammlung des Instituts für Anatomie und Zellbiologie. (©
Universität Heidelberg)

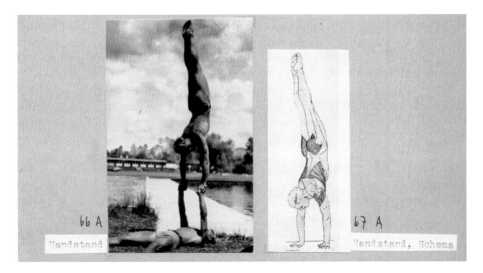

■ **Abb. 8.7** S. 12 aus dem Leitz-Ordner, Sammlung des Instituts für Anatomie und Zellbiologie. (©
Universität Heidelberg)

8

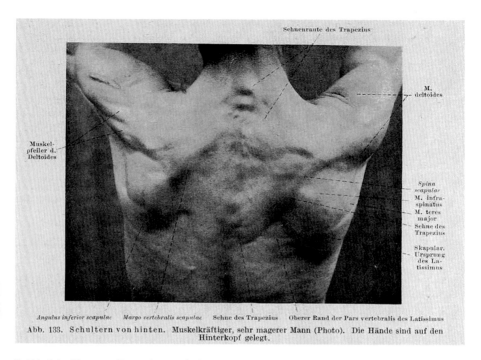

Abb. 133. Schultern von hinten. Muskelkräftiger, sehr magerer Mann (Photo). Die Hände sind auf den Hinterkopf gelegt.

◘ Abb. 8.8   Hermann Braus: Anatomie des Menschen, erster Band Bewegungsapparat, Berlin: Julius Springer 1921, S. 249

bräunter Haut entsprach den Vorstellungen eines „natürlichen", gesunden Körpers. Als Kontrast zum „natürlichen" Körper wurde der durch das Korsett deformierte weibliche Körper gesehen, stattdessen sollte dieser durch leichte gymnastische Übungen und Diät in Form gebracht werden. Der weibliche Körper sollte schlank und in Form, jedoch nicht zu muskulös sein (Möhring 2004).

Im ersten Band zum Bewegungsapparat des Lehrbuchs des Heidelberger Anatoms Hermann Braus (1868–1924) aus dem Jahr 1921 ist allerdings noch ein anderer Männerkörper zu sehen, den Braus selbst als „muskelkräftig", aber „sehr mager" (Braus 1921, S. 135, ◘ Abb. 8.8) beschreibt. Die gleiche Rückenansicht wie die oben gezeigte aus der Dia-Sammlung Hoepkes zeigt bei Braus die Rückenmuskeln eines „mageren" Mannes, die nicht so klar definiert sind wie bei Hoepkes Fotografien.

Die Betonung des muskulösen athletischen männlichen Körpers wird unterstrichen durch immer wieder kontrastierend eingereihte Abbildungen mit weiblichen Körpern, die weniger das Muskelspiel der in Pose stehenden oder sich bewegenden Frau zeigen sollten, sondern solche, die nicht trainiert sind (◘ Abb. 8.9). Der Fokus wird auf die Rundungen des weiblichen Körpers gerichtet und somit eine grundlegende Geschlechterdifferenz postuliert und durch die Fotografien plausibilisiert. Die Fotografien des weiblichen Körpers stammen aus dem Buch des Gynäkologen Carl Heinrich Stratz (1858–1924), das 1898 erstmals publiziert und den „Müttern, Ärzten und Künstlern" gewidmet wurde. Stratz nimmt ganz bewusst eine Normierung von weiblicher Schönheit vor, indem er mit Schemen weiblicher Normalfiguren arbeitet. Er ging selbstverständlich davon aus, dass „unter den verschiedenen Menschenrassen" die „weiße am höchsten" stehe, gleichwohl räumte er ein, dass das, was als Schönheit empfunden werde, kulturell geprägt sei (Stratz 1941, S. 75). Die Fotografien der überwiegend unbekleideten Frauen sind teils wie die medizinischen Abbildungen vor neutralem weißem und schwarzem Hintergrund, teils vor einem floralen Dekor, in einem Garten, mit Tieren oder mit Möbeln aufgenommen worden.

Einer Serie von Fotos eines Mannes, dessen muskulöser Körper über mehrere Seiten in einer Vielzahl von Aufnahmen präsentiert wird (hier eine Seite: ◘ Abb. 8.10) folgen zwei Seiten einer grazil tanzenden Frau (hier eine Seite: ◘ Abb. 8.11). Diese in Heidelberg aufgenommenen Fotos der jungen Frau orientieren sich an normierenden Vorstellungen Weiblichkeit, die unter anderem Stratz in seinem Buch zur weiblichen Schönheit geprägt hat: Das Buch enthält Zeichnungen und Fotografien von anmutig tanzenden Frauen (Stratz 1941, S. 448–457). Den Medizinstudierenden wurden in den Vorlesungen also stereotypisierende Bilder von männlichen und weiblichen Körpern gezeigt und so eine strikt binäre Geschlechterordnung vermittelt. Die meisten anderen Abbildungen und Fotografien in dem Leitz-Ordner stammen aus den 1920er und 1930er Jahren.

Insgesamt 24 Aktfotografien von internationalen Fotografen richten einen erotisierenden Blick auf den weiblichen Körper – die fachliche Dimension dieser Abbildungen in einer anatomischen Vorlesung vor überwiegend männlichen Medizinstudierenden in den 1930er bis 1950er Jahre erschließt sich nicht und hinterlässt einen unangenehmen Beigeschmack. Denn der weibliche Körper wird durch den fehlenden fachlichen Bezug zum Objekt männlichen Begehrens. Zwischen weiblichen Aktfotografien findet sich eine Fotografie eines männlichen Oberkörpers eines Diskuswerfers, der erneut Assoziationen zu antiken Statuen hervorruft und den muskulösen athletischen männlichen Körper mit den Rundungen des weiblichen Körpers in Kontrast setzt.

In dem Ordner stellt die Abbildung einer Schwimmerin eine Ausnahme dar. Sie wird gezeigt, wie sie gerade vom Startblock ins Wasser springt. Ihr Körper wird muskulös gezeichnet und die einzelnen an der Bewegung beteiligten Muskeln herausgestellt und beschriftet. Diese Abbildungen stammen aus dem Lehrbuch von Kurt Tittel zur funktionellen Anatomie aus den späten 1950er Jahren (Tittel 1959).

8.3 Zwischen Kunst und Anatomie

Die Dia-Sammlung der Heidelberger Anatomie ließ sich inspirieren durch Werke zur Anatomie für Künstler*innen, in denen Studierenden an Kunsthochschulen die menschliche Anatomie nahegebracht und Medizinstudierenden auf der anderen Seite die ästhetische Dimension des Körpers vermittelt werden sollte. Sehr einflussreich war das einem Kunstband ähnelnde Buch zur „Plastischen Anatomie" des Münchener Anatomen Siegfried Mollier. Die Fotografien aus dem Buch finden sich beispielsweise auch in einer Sammlung von Glasplattendias in den Medizinhistorischen Sammlungen des Instituts für Geschichte der Medizin in

8

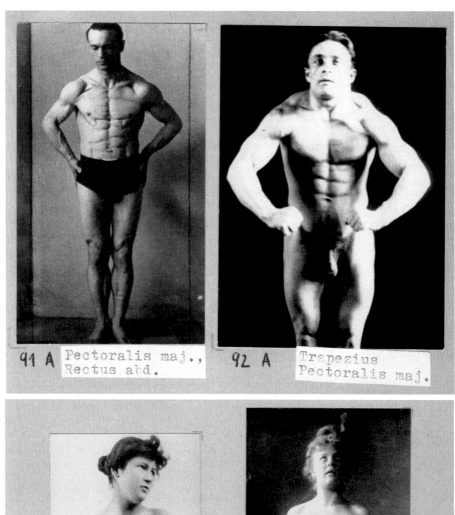

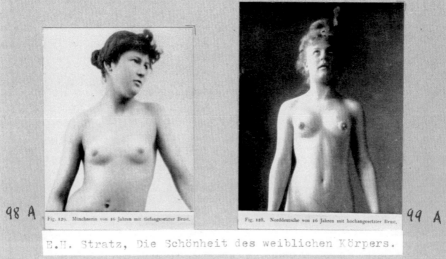

■ **Abb. 8.9** Kontrastierende Darstellung von Männlichkeit und Weiblichkeit, Leitz-Ordner, S. 16–17, Sammlung des Instituts für Anatomie und Zellbiologie. (© Universität Heidelberg)

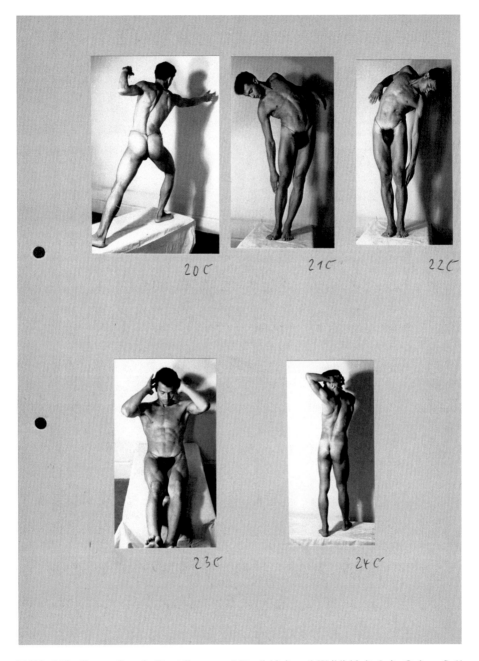

▢ Abb. 8.10 Kontrastierende Darstellung von Männlichkeit und Weiblichkeit, Leitz-Ordner, S. 41 und S. 46, Sammlung des Instituts für Anatomie und Zellbiologie. (© Universität Heidelberg)

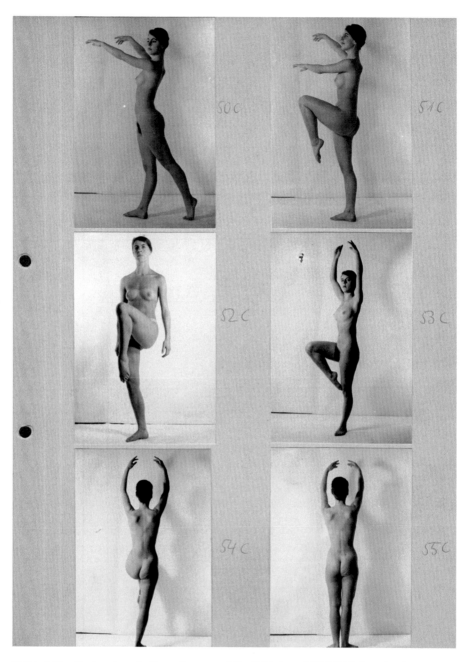

◘ Abb. 8.11 Kontrastierende Darstellung von Männlichkeit und Weiblichkeit, Leitz-Ordner, S. 41 und S. 46, Sammlung des Instituts für Anatomie und Zellbiologie. (© Universität Heidelberg)

Würzburg, die aus der Anatomie stammt. Unter den überlieferten Wandkarten in der Würzburger Anatomie finden sich wiederum Zeichnungen von Hans Sachs aus der „Plastischen Anatomie" von Mollier, die möglicherweise aus dem Buch für den Unterricht vergrößert abgezeichnet wurden.

Für die Anatomie war die künstlerische Präsentation von entkleideten Körpern eine vielversprechende didaktische Methode, um die anatomische Vorlesung zum Bewegungsapparat aufzulockern und die Aufmerksamkeit der Studierenden zu gewinnen. Für die Kunststudierenden sollten die vereinfachten anatomischen Zeichnungen zu den für sie vertraut wirkenden künstlerischen Aktfotografien einen niedrigschwelligen Zugang zur Anatomie des Menschen eröffnen. Die Fotografien transportierten jedoch weitaus mehr als anatomisches Wissen. Bei Mollier sowie in der Heidelberger Dia-Sammlung wird nicht nur Geschlechterdifferenz und Zweigeschlechtlichkeit einprägsam visuell vermittelt, vielmehr werden Normvorstellungen vom weiblichen und männlichen Körper eindrücklich präsentiert. Frauen werden als das Andere des normalen männlichen Körpers an dem die Muskeln gut gesehen und gelernt werden können, präsentiert. Diese Vorstellungen des menschlichen Körpers, der primär männlich gedacht wird, können auch in Zeichnungen resp. Lithographien in Lehrbüchern der Anatomie wiedergefunden werden. In dem Buch Siegfried Molliers kommt noch ein weiteres Othering hinzu: Zwischen den zahlenmäßig weit überwiegenden Fotografien weißer Muskelmänner sind Bilder von schwarzen Männern eingefügt, die in der Ikonografie des „edlen Wilden" präsentiert werden, mit einem perfekten muskulösen quasi „natürlichen" und einen Speer haltend.

Die ästhetisierenden, künstlerisch anmutenden Fotografien der „Plastischen Anatomie" verfestigten nicht nur stereotypisierende Vorstellungen von (weißer) Männlichkeit und Weiblichkeit, vielmehr wird suggeriert, dass Form und Funktion von Muskeln bevorzugt am männlichen Körper studiert werden könnten.

Literatur

Braus H (1921) Anatomie des Menschen. Ein Lehrbuch für Studierende und Ärzte. Erster Band Bewegungsapparat, Verlag von Julius Springer, Berlin

Brinkschulte E, Muniz de Faria YC (2001) Patienten im Atelier. Die fotografische Sammlung des Arztes Heimann Wolff Berend 1858 bis 1865. Fotogeschichte 21(80):17–26

Doll S (2015) Muskeln, Blut und Entwicklung. Der filmische Lehrapparat der Heidelberger Anatomie. In: Osten P, Moser G, Bonah C et al (Hrsg) Das Vorprogramm. Lehrfilm/Gebrauchsfilm/Propagandafilm/unveröffentlichter Film in Kinos und Archiven am Oberrhein 1900–1970. Eine französisch-deutsche Vergleichsstudie, A 25 Rhinfilm, Heidelberg, S 285–297

Doll S (2014) Lehrmittel für den Blick unter die Haut: präparate, Modelle, Abbildungen und die Geschichte der Heidelberger Anatomischen Sammlung seit 1805, Diss Sc hum. Heidelberg

Doll S, Kirsch J, Eckart WU (2017) Wenn der Tod dem Leben dienst – Der Mensch als Lehrmittel. Institut für Anatomie und Zellbiologie, Springer, Berlin

Daston L, Galison P (2017) Objektivität. Suhrkamp, Berlin

Hoepke H (1936) Das Muskelspiel des Menschen. Verlag von Gustav Fischer, Jena

Möhring M (2004) Marmorleiber. Körperbildung in der deutschen Nacktkultur (1890–1930). Böhlau, Köln

Mollier S (1924) Plastische Anatomie. Die Konstruktive Form des menschlichen Körpers. Mit Bildern von Hans Sachs, Verlag von J.F. Bergmann, München

Nemec B (2020) Norm und Reform. Anatomische Körperbilder in Wien um 1925. Wallstein Verlag, Göttingen

Schmidt G (2001) Anamorphotische Körper. Medizinische Bilder vom Menschen im 19. Jahrhundert. Böhlau, Köln

Steinlechner G (2001) Leibesvisitationen. Patientenfotografien aus den frühen 20er Jahren. Fotogeschichte 21(80):59–68

Stratz CH (1941) Die Schönheit des weiblichen Körpers. Enke, Stuttgart

Tank W (1953–1957) Form und Funktion, eine Anatomie des Menschen (Bd 5). VEB Verlag der Kunst, Dresden

Tittel K (1959) Beschreibende und funktionelle Anatomie des Menschen. Deutscher Verlag der Wissenschaften, Berlin

8

Der automatisierte Blick – anatomische Fotografien des Körpers

Liane Wilhelmus

Inhaltsverzeichnis

© Der/die Autor(en), exklusiv lizenziert an Springer-Verlag GmbH, DE, ein Teil von Springer Nature 2023
S. Doll und K. Nolte (Hrsg.), *Der Medizinische Blick in sammlungshistorischer Perspektive*,
https://doi.org/10.1007/978-3-662-64192-7_9

9.1 Die Versachlichung der Wissenschaft durch die Fotografie

Kurz nach Einführung der ersten fotografischen Verfahren in der ersten Hälfte
des 19. Jahrhunderts war es der Wissenschaftler und Fotopionier William Henry
Fox Talbot (1800–1877), der in seiner Veröffentlichung „The Pencil of Nature"
anhand seines eigenen Verfahrens der Kalotypie über die Möglichkeiten, Funktionen und Einsatzbereiche der Fotografie schrieb und diese am Bildmaterial auf-
zeigte. Zwischen 1844 und 1846 erschien die Publikation in mehreren Einzel-
lieferungen. Es war eines der ersten Bücher, das mit Fotografien bebildert war.
Jeder Bildtafel wurde ein Text zur Erläuterung des Verfahrens und des Einsatz-
bereiches oder mit einer Bildbeschreibung beigegeben. Talbot stellte hierbei bereits die Möglichkeit der Fotografie als Dokumentationsmedium heraus, wenngleich die medizinische oder anatomische Fotografie in diesem Zusammenhang
noch nicht erwähnt wird. Aber schon der Fotogramm-Abdruck einer Pflanze (Tafel VII) und der Verweis der sachlichen Dokumentation als Einsatzgebiet der Fotografie bei verschiedenen Tafeln (z. B. Tafel III) zeigen einen auch wissenschaftlichen Anspruch des neuen Mediums. Ende der 1830er/Anfang der 1840er Jahre
experimentierte Talbot zudem mit Mikrofotografie und erschließt damit einen Bereich, wo es um für das menschliche Auge kaum oder nicht mehr Wahrnehmbares
geht (Frizot 1998). Kurz vor Talbots „The Pencil of Nature" erschienen ab 1843
Anna Atkins (1799–1871) fotografische Sammlungen „British Algae: Cyanotype
Impressions" in drei Bänden, die auf jeweils einer Seite das abgebildete Objekt
mit einer Beschriftung des lateinischen Namens als Cyanotypie und Fotogramm
zeigen (Atkins 1843). Die Bände haben den Anspruch einer wissenschaftlichen
Enzyklopädie in der Art eines Herbariums und verorten die Fotografie als wissen-
schaftliches Medium.

Bereits kurz nach Einführung wurden die Möglichkeiten der Fotografie nicht
nur für die Wissenschaft, sondern im speziellen auch für die Darstellung anatomischer Präparate erkannt (Stein 1886, S. 306). Markus Buschhaus verwies darauf, dass eines der frühen fotografischen Verfahren, die Daguerreotypie, bereits
ab den 1840er Jahren als Hilfsmittel in der anatomischen und mikroskopischen
Zeichnung Verwendung fand (Buschhaus 2005, S. 150–153). Fotografie ist demnach ein erstes technisches, apparatives Datenerhebungsverfahren in der Anatomie (Buschhaus 2005, S. 131).

Verschiedene medienspezifische Aspekte der Fotografie wurden bereits früh
erkannt. Der Naturwissenschaftler und Mediziner Sigmund Theodor Stein
(1840–1891) hob Ende des 19. Jahrhunderts vor allem die „scharfe Darstellung der Tiefendimension" (Stein 1886, S. 306) des neuen Mediums hervor. Ber-
thold Benecke (1843–1886) schrieb zur naturgetreuen Abbildung mikrofotogra-
fischer Aufnahmen, dass bei Erfüllung bestimmter Bedingungen an das Präparat auf fotografischem Weg „mit grosser Schnelligkeit und Leichtigkeit Bilder
von solcher Naturtreue, wie sie der geübteste Zeichner niemals erreichen wird"
(Benecke 1867, S. 61–62), möglich sind. Er hob Schnelligkeit, wirklichkeitsge-
treue Abbildung, kostengünstiges Arbeiten, Reproduzierbarkeit sowie Objektivität hervor, und schrieb der Fotografie die Funktion eines Hilfsmittels für den

anatomischen Zeichner zu. Vor allem der letzte Begriff, die wissenschaftliche Objektivität, bildete sich als Konzept ab Mitte des 19. Jahrhunderts heraus. Die Kamera als mechanisches, scheinbar von Menschenhand unbeeinflusstes Instrument und das damit entstandene fotografische Bild hatten hierbei großen Anteil auf die Entstehung des Konzeptes der Objektivität vor allem in den Lebenswissenschaften (Daston und Galison 2017, S. 36, 138). Fotografie als zweidimensionales Objekt differenzierte Benecke sehr genau gegenüber den Vorzügen dreidimensionaler Präparate und Modelle und er betonte schon Ende der 1860er, dass die Fotografie das Zeichnen von Präparaten ersetzen könne. Nikolaus Rüdinger (1832–1896) sprach den anatomischen Fotografien in seiner „Topographisch-chirurgischen Anatomie des Menschen" aus dem Jahr 1878 nicht nur wissenschaftlichen Wert in der Kenntnis des Körpers und der räumlichen Anordnung der Organe zu, sondern auch für die Kunst, wo ebensolches Wissen bedeutsam ist (Rüdinger 1873, S. III). Der Körper in Graustufen wurde mit einer graphischen Darstellung gleichgesetzt (Stein 1886, S. 323; Buschhaus 2005, S. 150).

9.2 Das ausgewählte fotografische Konvolut

In der anatomischen Sammlung der Universität Heidelberg befindet sich ein Konvolut von acht anatomischen Fotografien, die Präparate von Hirnschnitten zeigen, und drei Frontalschnitte durch Thorax und Abdomen sowie weitere Aufnahmen jüngeren Datums (◘ Abb. 9.1 und 9.2). Die beiden ersteren sollen im Folgenden näher betrachtet und eingeordnet werden. Die Schwarz-Weiß-Fotografien von Hirn-Schnitten sind auf graublauem Karton aufgezogen. Rückseitig ist diesen ein Papier in abgetöntem Weiß aufgezogen und mit handschriftlichen blauen Ziffern nummeriert (1–2, 4–8); einige Kartonrückseiten weisen zusätzlich handschriftliche Bezeichnungen auf, die auf das vorderseitige Motiv der Fotografie (z. B. „Schnitt 1.b. R. M. Gehirn") oder ehemaligen Besitz (eventuell des Präparates) verweisen. Eine Rückseite trägt keine Bezeichnungen. Die Fotografien sind vorderseitig, in der Regel mittig, auf dem Karton positioniert. Mitunter sind die teilweise vergilbten Fotografien in ein weißes Passepartout-artiges Papier eingesteckt, das die rundliche Form des Präparates unterstreicht. Auf dem hellen Karton oder direkt auf dem Fotopapier befinden sich um das Präparat herum angeordnet Beschriftungen der einzelnen Teile des Dargestellten. Die lateinischen oder deutschen Begriffe sind mit schwarzer Tinte aufgetragen und mit (gestrichelten) Linien, Pfeilen oder einem System aus römischen Zahlen oder Symbolen (Kreuz, Kreis) mit dem jeweiligen Ort, den sie bezeichnen, verbunden. Die Präparate sind in der Regel auf dem Fotopapier fein säuberlich freigestellt. Einige der Fotografien zeigen noch Spuren des Arbeitsprozesses, also der Entwicklung in wenigen schwarz stehen gebliebenen, unentwickelten Partien. Die Präparate scheinen im Negativ retuschiert und freigestellt zu sein, ähnlich wie es im späten 19. und noch frühen 20. Jahrhundert bei Skulpturen der Fall war. Nichts lenkt von der sachlichen Darstellung der Präparate ab. Mitunter sind diese vom Fotorand und der

9

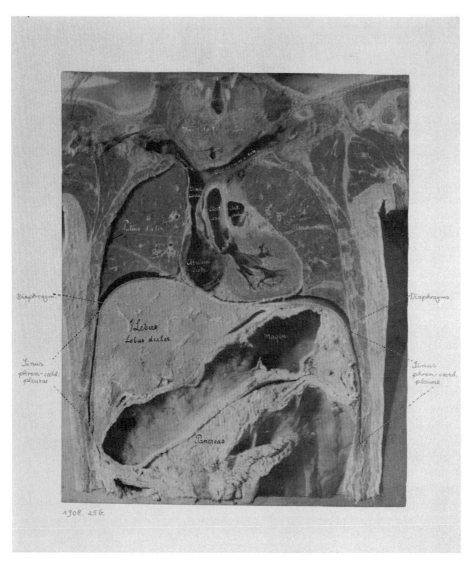

▣ Abb. 9.1 Beschriftete Fotografie eines Schnittes durch das Abdomen. (Bildnachweis: Universität Heidelberg, Institut für Anatomie und Zellbiologie, Anatomische Sammlung)

Linse (schwarze Ecken beziehungsweise angedeuteter runder Ausschnitt) ange-schnitten.

Die Fotografien von Thorax und Abdomen befinden sich mittig auf weißen, abgetönten Karton. Sie sind ähnlich beschriftet mit schwarzer Tinte, weisen al-lerdings auch Beschriftungen und Linierungen in den Fotos auf, die dann aber in Weiß eingetragen sind. Sie sind Anmerkungsapparat, der die medizinischen Be-griffe des auf dem Bild gezeigten aufführt. Zudem sind einige mit Kolorierun-gen von Aorta (helles Rot) und Venen (Blaugrün) versehen. Unterhalb der Bilder

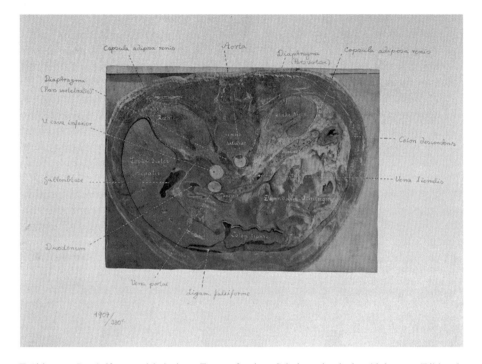

◻ Abb. 9.2 Beschriftete und kolorierte Fotografie eines Schnittes durch das Abdomen. (Bildnachweis: Universität Heidelberg, Institut für Anatomie und Zellbiologie, Anatomische Sammlung)

auf dem Karton handschriftlich eingetragen, befinden sich Ziffer-Kombinationen (z. B. 1907/330c.), die vermutlich auf das Entstehungsjahr dieser Fotografien, eventuell auch des Präparates, verweisen sowie eventuell als Inventarnummer verwendet wurden. Während zwei der Fotos keine rückseitigen Eintragungen aufweisen, ist bei einem auf einem Klebezettel die Zahlenkombination „IV/441" eingetragen, die eventuell auf das dazugehörige Präparat verweist.

9.3 Max Fürbringer, Hermann Braus und die Fotografie

Die Fotografien entstanden vermutlich Anfang des 20. Jahrhunderts unter dem damaligen Leiter des Instituts und Anatomen Max Fürbringer (1846–1920) und dem damaligen Prosektor und späteren Institutsleiter Hermann Braus (1868–1924). Unter der Führung der beiden Männer kam es zu einem Medienwechsel in Lehre, Forschung und (Raum-)Ausstattung des Instituts. Um 1900 erfolgten an verschieden Standorten anatomischer Institute Vorschläge zu einer Umorientierung des Raumprogramms im Hinblick auf vor allem die Lehre und das Eigenstudium. Der Anatom August Rauber (1841–1917) an der Universität Dorpat schlug 1895 neben den bereits üblichen Räumen, wie Hörsaal, Sammlungsraum, Präparier- und Mikroskopiersaal auch die Einrichtung von Studiensälen für das studentische Eigenstudium vor: „Es ist ein Raum, welcher eine grosse Anzahl von Naturpräparaten, Abgüssen, Modellen und Tafeln aus dem ganzen Gebiete der Anatomie einschliesst, mit der Bestimmung, von den Studierenden unmittelbar studiert zu werden." (Rauber 1895, S. 4). Er verglich diesen mit einem Kunstmuseum, vor allem den feierlichen, erhebenden Eindruck (Rauber 1895, S. 14).

Der Medienwechsel von Zeichnung hin zu Fotografie und Film ist Anfang des 20. Jahrhunderts auch in Heidelberg zu beobachten. 1849 bezog das Anatomische Institut gemeinsam mit dem Institut für Zoologie und dessen Sammlung einen Neubau des Architekten Heinrich Hübsch (1795–1863) in der Brunnengasse, dessen größter Raum der Sammlungsraum war. Unter Carl Gegenbauer (1826–1903) erfolgten ab den 1870er Jahren Sanierungs- und Umbaumaßnahmen des zum Teil maroden Gebäudes (Effinger und Kirsch 2013, S. 53). Auch in Heidelberg befasste man sich in dieser Zeit mit der Umarbeitung des Raumprogramms im Institut, die den Gebrauch der neuen Medien Fotografie und Film augenscheinlich werden lassen.

Um den neuen didaktischen Möglichkeiten gerecht zu werden, wurde 1903 unter Fürbringer und Braus mit der Umplanung des Institutsgebäudes begonnen. Aus dem Grundrissplan von Erdgeschoss und Obergeschoss aus dem Jahr 1903

9

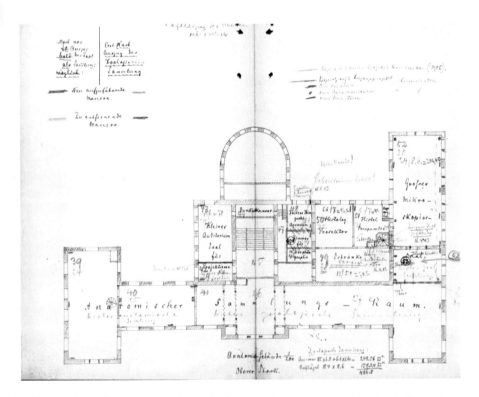

◻ **Abb. 9.3** Raumplan des Anatomischen Instituts aus dem Jahr 1903. (Bildnachweis: Universitätsarchiv Heidelberg, Anatomische Sammlung, UAH K-IV/1-71/2)

gehen verschiedene Zusammenlegungen und Trennungen von Raumeinheiten hervor (◘ Abb. 9.3). Auffallend sind im Obergeschoss Raumfunktionseinheiten, die u-förmig um das zentrale Treppenhaus gelagert und miteinander verbunden sind. Sie liegen auf dem gleichen Geschoss wie die Sammlungsräume der Anatomie (ebenfalls im Haus verblieb bis 1912 die Sammlung des Instituts für Zoologie (Doll 2017, S. 47–48). Es handelt sich hierbei neben einem Demonstrationssaal um einen kleinen Auditoriumssaal für Projektionen, eine Dunkelkammer und ein Zimmer für Mikrofotografie. Entsprechend war es im Institut für Anatomie Anfang des 20. Jahrhunderts möglich, Fotografien selbst anzufertigen und mit diesen im Haus, in Forschung und Lehre, zu arbeiten.

Hier wurden Grundlagen geschaffen, mit denen Braus zu seiner Zeit als Institutsleiter (ab 1912) ansetzen konnte. 1916 ließ er von zwei Studierenden einen sogenannten Standortkatalog der Sammlung erstellen (Braus 1916; Doll 2014, S. 242; Doll und Eckart 2017, S. 11–14). Hier wurden nicht nur Präparate und Modelle verzeichnet, sondern zudem bei entsprechenden Einträgen mit Markierungen kenntlich gemacht, ob es zu diesen eine Zeichnung (×) und/oder Fotografie (+) gab. Die Verzeichnung und Erfassung des Gesamtbestandes an Lehrmitteln (auch den neuen wie Fotos) scheint somit ein Anliegen Braus' zu sein.

9.4 Hermann Braus und fotografische Bilder in seinen Publikationen

Hermann Braus kann im Voranbringen der Fotografie in anatomischer Forschung und Lehre eine besondere Rolle zugeschrieben werden. Er war von 1901 bis 1912 Prosektor, anschließend, und in Nachfolge von Max Fürbringer, von 1912–1921 Leiter des anatomischen Instituts an der Universität Heidelberg, bevor er bis zu seinem Tod an das Anatomische Institut nach Würzburg ging. In der Neuen Deutschen Biographie wird Braus folgendermaßen charakterisiert:

» „Seine überragende Bedeutung für die Anatomie der ersten Jahrhunderthälfte fußt auf seinem dreibändigen Lehrbuch der Anatomie [Anatomie des Menschen, 3 Bde, 1921–1932] […]. In ihm wird die funktionelle Ganzheitsbetrachtung konsequent auf die gesamte Anatomie angewandt, unter Zuhilfenahme vieler origineller didaktischer Methoden, die dieses Lehrbuch zu einem Kunstwerk erheben. B. hat auf die Gestaltung des anatomischen Unterrichts an den Universitäten revolutionierenden Einfluß gehabt." (Neue Deutsche Biographie, Bd. 2, 1955, S. 562 f.). Band 1 enthält größtenteils Zeichnungen von August Vierling (1872–1938), der ab 1901 am Heidelberger Institut als Zeichner tätig war, sowie wenige Zeichnungen von Barths (Braus 1921).

Braus setzte in seinem Lehrbuch aber auch Fotografien ein, die in der Regel als solche deklariert sind, wie beispielsweise bei Abb. 133 („Photo" oder „Photographie"), während Zeichnungen nicht als solche bezeichnet sind. Die Fotografien zeigen ausschließlich Außenaufnahmen des menschlichen Körpers sowie einen Tierschädel.

Schon früh setzt Braus fotografische Aufnahmen in seiner Forschung und seinen Publikationen ein. 1896 publizierter er im Anatomischen Anzeiger einen Beitrag über das Fotografieren von Gefäßen mit Quecksilberinjektion mittels Röntgenstrahlen und der Technik des Fotogrammes (Braus 1896, S. 629). Ein Jahr zuvor entdeckte Wilhelm Conrad Röntgen (1845–1923) die nach ihm benannte Technik, mit der es möglich war, Bilder vom Inneren des lebenden, und nicht toten und sezierten Körpers anzufertigen. Im Januar 1896 erfolgte eine erste öffentliche Demonstration. Braus griff demnach unmittelbar nach ihrem Erscheinen diese neue Technik auf. Seinem Beitrag im Anatomischen Anzeiger ist ein Lichtdruck des Fotogramms beigefügt, dem damals üblichen Reproduktionsverfahren von Fotografien in Publikationen (■ Abb. 9.4). Braus war einer der ersten, der Injektionspräparate mit Röntgenstrahlen fotografierte und selbst mit fotografischen Techniken experimentierte. An verschiedenen Stellen seines Atlas geht er auf diese Tech-

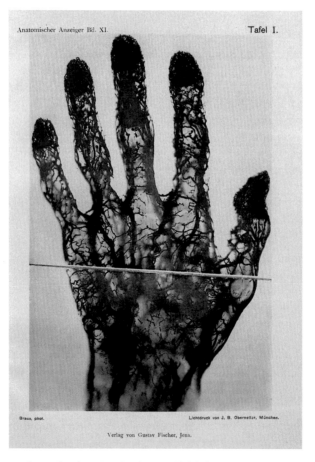

■ **Abb. 9.4** Röntgenfotografie einer Hand mit Metallinjektionen von Hermann Braus. (Bildnachweis: Braus H (1896) Ueber Photogramme von Metallinjectionen mittelst Röntgen-Strahlen: Anatomischer Anzeiger, XI. Band, Nr. 21: Tafel I)

niken ein und vergleicht interessanterweise Funktionsweisen des menschlichen Körpers mit denjenigen der Kamera (z. B. Braus 1924, S. 628).

Auch Vergleiche anatomischer Atlanten von dem Heidelberger Anatom Carl Gegenbaur und Hermann Braus zeigen den Fortschritt hin zu dem neuen Medium. Während Gegenbaur in seinem „Lehrbuch der Anatomie des Menschen" aus dem Jahr 1888 noch die üblichen anatomischen Zeichnungen verwendete, ist Braus' Lehrbuch aus dem Jahr 1921 bereits mit anatomischen Fotografien, vor allem Aufnahmen von Menschen und eines Tierschädels, bebildert, wenngleich auch hier die Zeichnungen vor allem von August Vierling sowie Fremdmaterial vorherrschen (Braus 1921).

Zeichnungen wurden auch weiterhin für den Heidelberger Anatomieunterricht und die Forschung angefertigt, dennoch ist ein Medienumbruch klar erkennbar. Kathrin Peters verwies darauf, dass in dieser Zeit Darstellungen vom lebendigen Körper hin zum toten Körper vollzogen wurden und dass Fotografie und auch Film als neue Medien der Zeit eingesetzt wurden, denen eine objektive und somit wissenschaftliche Beweiskraft unterstellt wurde (Peters 2010, S. 48–50). Gleichwohl wurde auch in dieser Zeit erkannt, dass Kamera und Auge durchaus anderes wahrnehmen und darstellen können (Peters 2010, S. 58–59).

9.5 Zeichnung vs. Fotografie

Bereits Fürbringer ließ Zeichnungen von anatomischen Objekten, Präparaten und Modellen auf karteigroße Pappen anfertigen und das Dargestellte handschriftlich bezeichnen. Diese Karteikarten stellten vermutlich Legenden zu ebenjenen dar. Braus scheint diese Art der Verknüpfung von Objekt, Modell und Präparat mit zweidimensionalem, beschriftetem Bildmaterial fortzusetzen und auszubauen, das von der Fürbringer-Doktorandin Marie Kaufmann-Wolff (1877–1922), später von der medizinisch-technischen Assistentin Charlotte Ziesmer (1893–1974) erstellt wurde. Vor allem Ziesmer erwarb technische Kenntnisse in der Fotografie- und Filmtechnik, zahlreiche Fotoaufnahmen von Objekten und Modellen sind in der Heidelberger Lehrsammlung vorhanden (Doll 2017, S. 49–50) (◼ Abb. 9.5 und 9.6).

Die auf eine Papptafel gezeichnete Abbildung und die auf Pappe aufgezogene Fotografie des Objektes (Brustbein) zeigen Gemeinsamkeiten, aber auch (medienbedingte) Unterschiede in der Darstellung einzelner Körpersegmente. Die Fotografie zeigt den Ist-Zustand in einer Schwarz-Weiß-Aufnahme vor einem unbestimmten Hintergrund. Leicht schräg nach links kippend ist das Brustbein positioniert. Die Aufnahme übersetzt das dreidimensionale Objekt in ein zweidimensionales Abbild, das Licht scheint leicht übersteuert in den sehr weißen Partien der Rippenansätze im Gegensatz zu den dunkleren Partien in der Mitte. Die Zeichnung von Joseph Heidelberger aus dem Jahr 1913 übersetzt das Objekt in eine plastischere Farbzeichnung. Die farbige Unterscheidung der verschiedenen Teile des Brustbeins (gelb) und den Rippenansätzen (blau) interpretiert und grenzt diese klar gegeneinander ab. Mit feinen Linien deutet Heidelberger Plas-

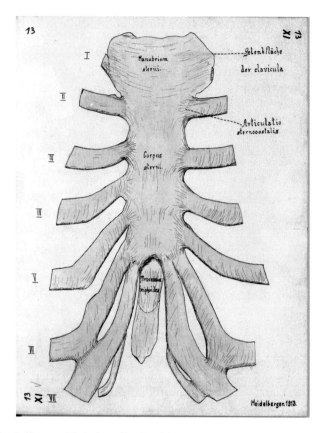

◘ Abb. 9.5 Beschriftete und kolorierte Tuschezeichnung des Sternums nach einem Feuchtpräparat von Joseph Heidelberger aus dem Jahr 1913. (Bildnachweis: Universität Heidelberg, Institut für Anatomie und Zellbiologie, Anatomische Sammlung)

tizität grob an. In beiden Karten werden die Legendenbezeichnungen ähnlich gesetzt in der Nummerierung der Rippenansätze auf der linken Seite und der Bezeichnung neben dem Objekt in lateinischer und deutscher Sprache. Text und bezeichnete Bildelemente sind mittels schwarzer gestrichelter Linien verbunden.

In den Fotografien der Hirn- sowie Thorax- und Abdomenschnitte erhöht sich der Abstraktionsgrad und die Versachlichung. Die Schwarz-Weiß-Aufnahme zeigt die Einzelelemente durch unterschiedlich abgestufte Grautöne (◘ Abb. 9.1). Kolorierungen, und somit Nachbearbeitungen der Fotos, finden sich in dem vorliegenden Fotomaterial eher selten und wenn, um Details hervorzuheben, die eventuell schon in der Vorlage gegeben waren (◘ Abb. 9.2). Sie sind in der Regel nicht durchgängig koloriert, wie bei den Zeichnungen etwa von Joseph Heidelberger (Lebensdaten unbekannt) oder in besonders plastischer und dreidimensionaler Ausführung bei den Zeichnungen des Heidelberger Anatomiezeichners August Vierling. Vierling war von 1901 bis 1938, unter anderem unter Fürbringer und

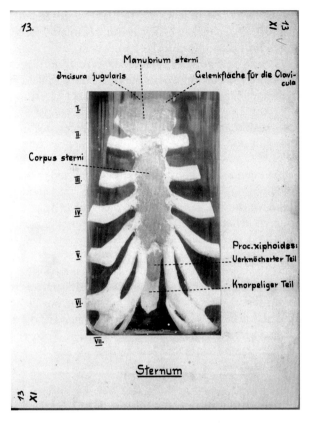

■ **Abb. 9.6** Karteikarte mit fotografischer Darstellung des Sternums nach einem Feuchtpräparates. (Bildnachweis: Universität Heidelberg, Institut für Anatomie und Zellbiologie, Anatomische Sammlung)

Braus, später Erich Kallius (1867–1935), Universitätsoberzeichner an der Universität Heidelberg.

9.6 Funktionen von anatomischen Fotografien

Die Fotografien zeigen demnach erst einmal Bilder der anatomischen Präparate, denn aus indexikalischer Sicht bildet sich im Fotopapier das Präparat ab. Gleichzeitig werden die Fotografien aber auch zu Stellvertretern des menschlichen Körpers, indem sie allgemeingültiges Wissen abbilden. Demnach schreiben sich nach Gottfried Boehm unterschiedliche Schichten von Wissen ein, die unterschiedlichen Kodierungen (dies sind zum Beispiel die Fotografie selbst, das Präparat an sich, das Präparat als Stellvertreter des menschlichen Körpers usw.) unterliegen (Boehm 1999, S. 218–219). Sie befinden sich somit, wie es Bettina Heintz und Jörg Huber formulieren, am Ende einer Kette von Herstellungs- und Transformationsprozessen (Heintz und Huber 2001, S. 12). Anfang des 20. Jahrhunderts empfand man die mit der technischen Apparatur „Kamera" hergestellten Fotografien als mechanische Bilder, gleichsam objektive Bilder, die ohne Eingriff ihres Herstellers oder ihrer Herstellerin entstanden – auch im Gegensatz zu interpretierenden, anatomischen Zeichnungen, die weiterhin parallel entstanden. Von Anbeginn unterliegen jedoch auch diese Fotografien einer Interpretation: Markus Buschhaus verweist auf die verschiedenen Einflussnahmen auf ein fotografisches Bild, im Sinne von Auswahl des Präparates, Positionierung des Präparats vor der Kamera, Positionierung auf dem Fotopapier, Retuschen usw. (Buschhaus 2005, S. 167).

Die Bilder haben zudem eine konkrete Funktion in der wissenschaftlich und medizinisch motivierten anatomischen Lehrsammlung. Sie dienten wohl vor allem als Lernmaterial für die Studierenden. Erst das geübte Auge erkennt das Dargestellte, allen anderen helfen die beigefügten Begriffe und Linien der Entschlüsselung des Dargestellten, die Bilder dienen somit der wissenschaftlichen Erkenntnis (Boehm 1999, S. 221).

Die Fotografien korrespondieren zudem auf einer interpikturalen Ebene eng mit den Präparaten, die sie entschlüsseln, und verschränken sich somit auch auf vertikaler Ebene mit ihnen. Der in sie und auf den Kartonrändern eingeschriebene Text und das Bild arbeiten ineinander, beide hängen für die Lernenden eng zusammen, denn die begriffliche Zuordnung des auf dem Foto gezeigten, erfolgt über den beigegebenen Text (Heintz und Huber 2001, S. 22).

Literatur

Atkins A (1843) British algae: cyanotype impressions. Eigenpublikation

Benecke B (1867) Beiträge zur mikrofotografischen Technik. In: Schulze M (Hrsg) Archiv für Mikroskopische Anatomie. Dritter Band. Bonn, S 61–80

Boehm G (1999) Zwischen Auge und Hand. Bilder als Instrumente der Erkenntnis. In: Huber J, Heller M (Hrsg) Konstruktionen Sichtbarkeiten. Springer, Wien, S 215–227

Braus H (1896) Ueber Photogramme von Metallinjectionen mittelst Röntgen-Strahlen. Anatomischer Anzeiger XI(21):625–629

Braus (1921, 1924, 1932) Anatomie des Menschen: ein Lehrbuch für Studierende und Ärzte, Bde. 1–3, Berlin, Heidelberg. ▶ https://doi.org/10.11588/diglit.15147

Braus H (1916) Sammlungsbuch der Anatomischen Sammlung Heidelberg ▶ https://doi.org/10.11588/diglit.14196#0004

Buschhaus M (2005) Über den Körper im Bilde sein. Eine Medienarchäologie anatomischen Wissens. Transcript, Bielefeld

Daston L, Galison P (2017) Objektivität. Suhrkamp, Berlin

Doll S (2014) Lehrmittel für den Blick unter die Haut. Präparate, Modelle, Abbildungen und die Geschichte der Heidelberger Anatomischen Sammlung seit 1805. Dissertation, Heidelberg

Doll S (2017) Mensch und Tier – die Vergleichende Anatomie hält Einzug. In: Doll S et al (Hrsg) Wenn der Tod dem Leben dient – der Mensch als Lehrmittel, Institut für Anatomie und Zellbiologie. Springer, Berlin, S 43–66

Doll S, Eckart WU (2017) Die wissenschaftliche Sammlung. In: Doll S et al (Hrsg) Wenn der Tod dem Leben dient – der Mensch als Lehrmittel. Institut für Anatomie und Zellbiologie. Springer, Berlin, S 11–14

Effinger M, Kirsch J (2013) Hier freut sich der Tod, dem Leben zu helfen: anatomie in Heidelberg gestern und heute. Winter, Heidelberg

Frizot M (1998) Das absolute Auge. Die Formen des Unsichtbaren. In: Frizot M (Hrsg) Neue Geschichte der Fotografie. Könemann, Köln, S 273–291

Heintz B, Huber J (2001) Der verführerische Blick. Formen und Folgen wissenschaftlicher Visualisierungsstrategien. In: Heintz B, Huber J (Hrsg) Mit dem Auge denken. Strategien der Sichtbarmachung in wissenschaftlichen und virtuellen Welten. Ed. Voldemeer, Zürich, S 9–40

Neue Deutsche Biographie (1955) Band 2 Behaim - Bürkel, Duncker & Humblot, Berlin 1955

Peters K (2010) Für Ärzte und Künstler. Anatomisches Bilderwissen um 1900. In: Krüger, K, Weiß, M, Crasemann, L (Hrsg) Um/Ordnungen: fotografische Menschenbilder zwischen Konstruktion und Destruktion. Fink, München, S 47–61

Rauber A (1895) Über die Einrichtung von Studiensälen in anatomischen Instituten: mit einer photographischen Abbildung des Studiensaales im anatomischen Institut der kaiserl. Universität Jurjew, Leipzig

Rüdinger N (1873) Topographisch-chirurgische Anatomie des Menschen. Band 1: Brust und Bauch. Cotta, Stuttgart

Stein ST (1886) Das Licht im Dienst wissenschaftlicher Forschung. W. Knapp, Halle/Saale

Talbot WHF (1844–1846) The pencil of nature. Longman, Brown, Green and Longmans, London

Anatomie in 3D – zur Geschichte der Stereoskopie in der Anatomie am Beispiel des Hernienatlas von Gasser und Enderlen, 1906

Nina Ulrich

Inhaltsverzeichnis

© Der/die Autor(en), exklusiv lizenziert an Springer-Verlag GmbH, DE, ein Teil von Springer Nature 2023
S. Doll und K. Nolte (Hrsg.), *Der Medizinische Blick in sammlungshistorischer Perspektive*, https://doi.org/10.1007/978-3-662-64192-7_10

10.1 **Einleitung**

David Lee Bassett, ein amerikanischer Arzt und Hochschullehrer für Anatomie an der University of Washington in Seattle, brachte zusammen mit dem Fotografen William B. Gruber in den 1960er Jahren einen Anatomieatlas mit über 1500 stereoskopischen Aufnahmen der verschiedenen Regionen des menschlichen Körpers heraus. Basset der Anatom präparierte systematisch die Leichen der Körperspender, während Gruber die stereoskopischen Aufnahmen anfertigte. 1962 wurde das Werk, welches durch detaillierte anatomische Zeichnungen ergänzt wurde, in insgesamt 24 Bänden herausgegeben (Lane Medical Library). Das Besondere an diesem Werk: Zum Anschauen der Bildpaare brauchte man den von Gruber erfundenen View Master™[1]. Die damit verbundene Technik verlieh den Bildern eine Tiefe und Detailliertheit, die vorher noch in keinem anderen Anatomieatlas erreicht wurde (MGH Neurosurgery). Ein Exemplar des Bassett-Atlas befindet sich im Heidelberger Anatomischen Institut.

Ein wesentlich früheres, technisch nicht ganz so aufwendig gestaltetes, dafür aber auf der Zusammenarbeit eines Marburger Anatomen und eines (späteren) Heidelberger Chirurgen basierendes Werk, befindet sich im Besitz der Emil-von-Behring-Bibliothek/Arbeitsstelle für Geschichte der Medizin der Philipps-Universität Marburg: Stereoskopbilder zur Lehre von den Hernien von Emil Gasser und Eugen Enderlen (Enderlen und Gasser 1906). Nach Durchsicht des Werkes konnten insgesamt fünf Präparate in der Marburger anatomischen Sammlung ausfindig gemacht werden, die in Zusammenhang mit der Erstellung des Atlas' angefertigt wurden und noch erhalten sind. Eine nicht veröffentlichte Sammlung von stereoskopischen Aufnahmen von Gassers früherem Schüler Hermann Kehl befindet sich ebenfalls im Besitz der Arbeitsstelle. Einem eingeklebten Begleitschreiben auf der ersten Seite ist zu entnehmen, dass das Album von Kehls Sohn Robert im Februar 1968 an den damaligen Direktor des anatomischen Instituts, Gerhard Petry, übersandt wurde. Weiterhin heißt es in dem Schreiben: „Die angekündigte Sendung aus dem Nachlass von Herrn Dr. med. Hermann Kehl, ehemals Assistent bei Prof. Gasser und a. o. Professor der Chirurgie an der Chir. Univ. Klinik Marburg a. L., verstorben am 19.2.1967, ist mit den 3 angekündigten Objekten[2] am 12.2.68 an Sie verschickt worden. Es war der Wunsch meines Vaters, dass diese Gegenstände evtl. an das anatom. Institut Marburg gehen und ich freue mich, dass ich dieser Verpflichtung genügen konnte." (Kehl 1968)[3]

Der Stereoscopische Medicinische Atlas in Herausgeberschaft des Breslauer Universitätsmediziners Albert Neisser (1855–1916) stellt mit seinen über 600 Stereoskopfotografien aus unterschiedlichen medizinischen Fachgebieten das bekannteste Werk stereoskopischer Fotosammlungen dar. Eine technische Erweite-

10

---

1   Eine ausführliche Beschreibung verschiedener Darstellungssysteme für stereoskopische Aufnahmen findet sich in Kapitel Stereoskopie_Technik.

2   Um welche drei Objekte es sich dabei handelt, konnte nicht ermittelt werden.

3   Die beiden stereoskopischen Werke übergab der Anatom Gerhard Aumüller der Emil-von-Behring-Bibliothek nach seiner Emeritierung im Jahr 2008.

rung erfuhr die Methode der Stereoskopie in dem von Friedrich Jamin und Hermann Merkel herausgegebenen Atlas „Die Koronararterien des menschlichen Herzens unter normalen und pathologischen Verhältnissen". Dargestellt an stereoskopischen Röntgenbildern aus dem Jahr 1907. Die beiden Erlanger Universitätsmediziner stellten den Verlauf der Herzkranzgefäße in stereoskopischen Röntgenbildern dar. Albert Hasselwander, ebenfalls Mediziner und Anatom an der Universität Erlangen, bediente sich in seiner 1954 erschienen Publikation „Die objektive Stereoskopie an Röntgenbildern. Eine diagnostische Methode" ebenfalls der röntgenologischen Stereoskopie. Es gibt zahlreiche weitere Werke und kleinere Arbeiten, die sich der Stereoskopie bedienen, was zeigt, welche Bedeutung diese Methode für die Medizin ab Mitte des 19. Jahrhunderts hatte.

10.2 Bildliche Darstellungen in der Medizin

Bildliche Darstellungen jeglicher Art, ob Zeichnungen, Fotos oder Lehrtafeln sind aus der Didaktik der Medizin nicht wegzudenken. In zahlreichen Nachlässen namhafter Wissenschaftler finden sich Abbildungen, Studien- und Forschungszeichnungen, die mal mehr, mal weniger die zeichnerische Begabung der Autoren dokumentieren. Auch in der anatomischen Sammlung Marburg sind unzählige Zeichnungen mit korrespondierenden Präparaten, die für den anatomischen Unterricht angefertigt wurden, erhalten. Das Standardwerk „De Humani Corporis Fabrica Libri Septem" (1543) des in Padua tätigen Anatomen Andreas Vesal (1515–1564) markiert nicht nur den Beginn der modernen Anatomie, sondern stellt erstmals die medizinische Abbildung in den Fokus anatomischer Wissensvermittlung. Anschaulich zeigen die Abbildungen anatomische Strukturen an zuvor von Versal schichtweise präparierten Leichen in ästhetischer Weise vor toskanischem Hintergrund. Damit bricht Vesal mit der „vorauslaufenden autoritäts- und schriftgebundenen Tradition" und gibt dem Medium Bild einen neuen Wert und eine neue didaktische Funktion (Stahnisch et al. 2006).[4]

Die Herausgeber der Edition von Albert Neissers „Stereoscopischen Medicinischen Atlas", Frank Stahnisch, Ulrich Schönherr und Antonio Bergua, schreiben in ihrer Vorbemerkung treffend, dass die Fotografie „den Beginn einer modernen „visuellen Gesellschaft" im vorletzten Jahrhundert [dokumentiert], deren Welt- und Wissenschaftsverständnis zunehmend von Bildern, Fotografien und anderen visuellen Darstellungsformen geprägt worden ist" (Stahnisch et al. 2006). Die Einführung der Fotografie stellte ein gesamtgesellschaftliches Phänomen dar, welches sich nach und nach auf alle Lebensbereiche und soziale Schichten ausweitete (Neite 1979). Recht früh hielt sie Einzug in die Wissenschaft, und damit auch in die Medizin. Mit Erfindung der fotografischen Aufnahmeform durch den französischen Maler Louis Daguerre (1787–1851) im Jahr 1839 wurde es möglich, naturgetreue Aufnahmen zu erstellen, die die Wirklichkeit eins zu eins abbildeten

---

4 Zur Geschichte und Funktion von Abbildungen in der Medizin: u. a. Herrlinger (1967), Herrlinger und Putscher (1972), Eckart (1980).

und damit den Eindruck völliger Objektivität vermittelten.[5] Die stetigen Weiterentwicklungen von Trägermedien, technischen Aufnahmegeräten und Vervielfältigungsmöglichkeiten erleichterten die anfangs noch recht aufwendige fotografische Technik und so wurde der Mediziner zunehmend zum autodidaktischen Fotografen.[6] Der „Hype" um die neue Visualisierungstechnik war in nahezu allen naturwissenschaftlichen Disziplinen spürbar. So wurde auch in Medizinerkreisen versucht, die alten Abbildungsformen (Zeichnungen, Stiche etc.) durch das neue Medium zu ersetzen, welches den Ruf hatte, nur realistische unverhüllte Fakten zu zeigen und keinen Platz für künstlerische Freiheit bot, wie es in Zeichnungen möglich ist.[7] Ein Nachteil der klassischen Fotografie blieb jedoch die Zweidimensionalität des Abgebildeten. Diese limitierte die Darstellung komplexer Strukturen wie sie beispielsweise bei der klinischen Dokumentation von Krankheitssymptomen erforderlich ist. Abhilfe schaffte die gegen Ende des 19. Jahrhunderts eingeführte stereoskopische Fotografie, die im Fokus dieses Aufsatzes steht und im Hernien-Atlas von Gasser und Enderlen Anwendung fand.

10.3 Stereoskopie

Die Besonderheit des Werkes liegt in der Aufnahmetechnik der Fotografien. Es handelt sich dabei um Stereoskopaufnahmen, die bei Anwendung verschiedener Blicktechniken bzw. technischer Hilfsmittel den Eindruck von Räumlichkeit (Dreidimensionalität) vermitteln, obwohl es sich um zweidimensionale Aufnahmen handelt. Dieses Prinzip beruht auf den physikalischen und physiologischen Grundlagen des beidäugigen (binokularen) Sehens. Bei der stereoskopischen Fotografie werden zwei Ansichten desselben Objekts von unterschiedlichen Standpunkten aufgenommen (Stereobildpartner), wie es natürlicherweise auch beim binokularen Sehen der Fall ist. Durch die unterschiedlichen Blickwinkel (Parallaxen) der Augen wird in jedem Auge ein geringfügig anderes Abbild des fokussierten Objekts erzeugt, welches erst durch die Verarbeitung im Sehzentrum des Gehirns zu einem Bild mit Tiefeneindrücken (Raumbild) zusammengefügt wird (Heine 1935). Stereoskopische Fotografien können entweder mit einer Kamera mit einem Objektiv aufgenommen werden, wobei man bei dieser Technik die Verschiebung des Standpunktes durch aktives Neupositionieren der Kamera bzw. des

10

---

5   Doch auch das aufgenommene Objekt unterliegt der subjektiven Perspektive des Fotografen und richtet sich an von ihm gestellten Fragestellungen an das Objekt aus. Diesen und weitere Aspekte der Fotografie wurden und werden in den Sozial- und Kulturwissenschaften diskutiert. Ihre ausführliche Darstellung sprengt den Rahmen dieses Aufsatzes. Weiterführende Literatur: u. a. Neite (1979), Bourdieu (1992), Pultz (1995), Kathan (2001).

6   Dies wird am Beispiel des Neubaus des anatomischen Instituts Marburg (1902) deutlich: Pläne des Instituts zeigen Räume, die für fotografische Arbeiten vorgesehen waren. Auch in einem Raum der anatomischen Sammlung, in dem bis in die 1980er die Pathologie untergebracht war, sind noch die Reste einer fotografischen Dunkelkammer vorhanden.

7   Durch die digitale Fotografie und der Möglichkeit computergestützter Bearbeitung von Bildern, gilt diese Annahme heute selbstverständlich nicht mehr.

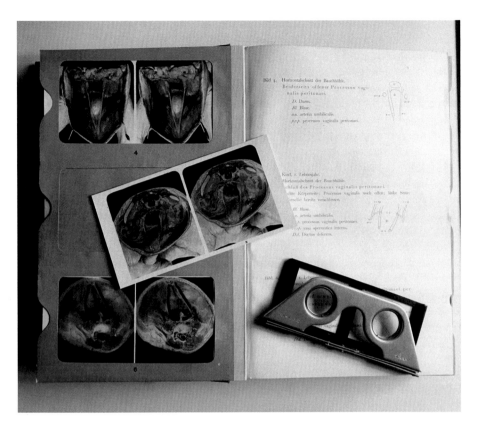

⊡ Abb. 10.1   Eine Seite des Hernienatlas von Gasser und Enderlen: auf der linken Seite befinden sich die Fotos der Präparate, auf der rechten Seite die anatomische Beschreibung der dargestellten Region. Insgesamt sind auf jeder Doppelseite 3 Bildpaare mit zugehöriger Beschreibung abgebildet. Ebenfalls abgebildet ist eine Stereoskopbrille, die jedoch originär nicht zum Atlas gehört

Objektivs selbst erzielen muss, oder durch die gleichzeitige Aufnahme von zwei Bildern mit einer speziellen Stereoskopkamera mit zwei Objektiven. Voraussetzung ist jedoch immer die Aufnahme von zwei Bildern, die als Bildpaar zusammen betrachtet werden müssen.

Um den Effekt der Räumlichkeit bei der Betrachtung zu erzielen, gibt es verschiedene Blicktechniken. Beim Kreuzblick versucht man mit dem linken Auge das rechte Bild und mit dem rechten Auge das linke Bild zu betrachten, sodass sich beide Sehachsen vor den Abbildungen kreuzen. Dabei beginnt man unweigerlich zu schielen, wodurch ein drittes räumliches Bild zwischen den beiden Ausgangsbildern erscheint. Eine andere, weniger ermüdende Blicktechnik ist der Parallelblick, bei dem ein weitentfernter fiktiver Punkt hinter den beiden Bildern fokussiert wird, wobei auch hier ein drittes räumliches Bild zwischen den beiden Ausgangsbildern erscheint. Beide Techniken erfordern ein wenig Übung (Lorenz 2012). Ende der 1980er Jahre wurden dreidimensionale Strukturen in computergenerierte Muster eingearbeitet und unter dem Titel „Das magische Auge" vertrieben; hierbei handelte es sich nicht um Zauberei, sondern um Stereogramme, in denen dreidimensionale Objekte versteckt waren, die man mithilfe des Parallelblickes entdecken konnte.

Leichter gelingt es mit einem Stereoskop oder einer Stereoskopbrille (◘ Abb. 10.1), welche es in zahlreichen Ausführungen und Varianten gibt. Dabei werden die Bildpaare durch zwei Okulare bzw. vergrößernde Linsen betrachtet, die im Abstand von ca. 65 mm (Augenabstand) montiert sind. Durch Vergrößern bzw. Verkleinern des Abstandes zwischen Bildpaaren und Brille, entsteht ein räumliches Bild (Leonhardt 2016).

Im Jahr 1838 entwickelte der britische Physiker Charles Wheatstone (1802–1875) das erste Spiegelstereoskop. Zwei in der Mitte des Geräts im rechten Winkel angebrachte Spiegel, spiegelten das jeweils auf einer Seite angebrachte Motiv; wobei der linke Spiegel das linke, der rechte Spiegel das Motiv auf der rechten Seite zeigte. Betrachtete man nun mit dem linken Auge das Bild im linken Spiegel und mit dem rechten Auge das Bild im rechten Spiegel, setzte das Gehirn die beiden leicht versetzt gezeichneten Bilder wieder zusammen und es entstand ein räumliches Bild. Der Aufbau und die Handhabung des Geräts waren aufwendig und für kommerzielle Zwecke ungeeignet. Außerdem mussten die verwendeten Zeichnung versetzt gezeichnet werden, wie es bei der stereoskopischen Fotografie durch das Neupositionieren der Kamera geschieht (Schönfeld).

Wesentlich handlicher als das Spiegelstereoskop von Wheatstone war das zehn Jahre später von David Brewster (1781–1868) erfundene Linsenstereoskop, welches Prismen statt Spiegeln nutzte und dessen Prinzip grundlegend für alle weiteren Modelle von Stereoskopbrillen und- apparaten wurde (Lorenz 2012). Es handelte sich dabei um einen Holzkasten mit zwei Okularen, der bequem in der Hand gehalten werden konnte. Eine Klappe im oberen Teil konnte geöffnet werden, um Licht für Daguerreotypien in die Kammer zu lassen, und durch die gläserne Rückseite konnten transparente Stereoskopien auf Glas oder Papier betrachtet werden. Der Einsatz von Prismen ermöglichte zudem einen größeren Aufnahmewinkel, sodass die Bilder breiter, der Blickwinkel größer und die Auflösung höher wurden. Die Vorstellung des neuen erschwinglichen und in der Handhabung deutlich einfacheren Stereobetrachters auf der Weltausstellung in London 1851 löste einen wahren Stereoboom in Europa aus (Kohler 2004). Das von dem Amerikaner Oliver Wendell Holmes (1809–1894) konstruierte Stereoskop, welches sich durch eine noch einfachere Bauweise auszeichnete, erfreute sich in den USA größter Beliebtheit und wurde schnell auch in Europa zu einem Standardbetrachter für stereoskopische Aufnahmen. Es war ebenfalls aus Holz, jedoch leichter als das von Brewster und hatte gegenüber der prismatischen Linsen eine verschiebbare Halterung für die Bildpaare. Der geschlossene Kasten, wie er bei Brewster verwendet wurde, wich einem Schirm, der vor den Linsen angebracht war und das seitliche Gesichtsfeld ausblendete (Schönfeld, S. 27).

Das Stereoskop wurde bis Ende des 19. Jahrhunderts zum Massenmedium, was nicht zuletzt der Tatsache geschuldet war, dass nun auch die Fotografie die Stereoskopie entdeckte, denn neue Erfindungen und Verfahren machten die Fotografie deutlich einfacher. Die Daguerreotypie als erstes fotografisches Verfahren hatte den Nachteil, dass sie einerseits durch die verwendeten Chemikalien gesundheitsschädlich war und dass es sich andererseits bei den Aufnahmen um Unikate handelte, die extrem empfindlich waren. Darüber hinaus war das gesamte Verfahren sehr arbeitsintensiv und zeitaufwendig.[8] Ein weiterer Meilenstein der Fotografie stellt das Negativ-Positiv-Verfahren von William Henry Fox Talbot dar. Als Trägermedium benutzte Talbot Papier, das er zuvor durch chemische Behandlungen lichtempfindlich gemacht hatte. Das abzubildende Motiv wurde als Negativ, das heißt mit umgekehrten Helligkeitsgraden, abgebildet: was auf dem Originalmotiv hell war, wurde auf dem Negativ dunkel und umgekehrt. Wiederholte man den Entwicklungsprozess, erhielt man ein Positiv des Motivs in wiederum umgekehrten Helligkeitsgraden wie das Negativ; demzufolge das Originalmotiv. Durch weitere technische Verbesserungen war es schließlich möglich, die Abzüge ohne großen Arbeits- und Zeitaufwand beliebig zu vervielfältigen. Die Einführung von Trägermedien wie der Gelantine-Trockenplatte oder dem Rollfilm führten dazu, dass Fotografen Bilder erst zu einem späteren Zeitpunkt im heimischen Labor entwickeln konnten und nicht ihre gesamte Ausrüstung inklusive der gesundheitsgefährdenden Chemikalien dabei haben mussten (Kohler 2004). Auch die beiden großen deutschen Unternehmen der optischen Industrie, Zeiss-Ikon und Leitz, entwickelten nach dem Ersten Weltkrieg spezielle Stereovorsätze für ihre Kameras und eigene Betrachtungsgeräte. Wer kein eigenes Stereoskop besaß, dem bot sich die Möglichkeit in sogenannten Kaiser-Panoramen stereoskopische Bildserien gegen ein geringes Entgelt anzuschauen. Diese Rundlaufsichtgeräte konnten von bis zu 25 Personen gleichzeitig genutzt werden (Stiftung Stadtmuseum Berlin). 1938 entwickelte der aus Deutschland stammende William B. Gruber, der rund zwanzig Jahre später zusammen mit dem Anatom David L. Bassett den bekannten stereoskopischen Anatomieatlas herausbracht, den View Master™. Das View Master™-System besteht aus einem Betrachtungsgerät und dazugehörigen Scheiben, auf denen sieben stereoskopische Bildpaare angebracht sind. Die Scheiben werden in das kastenförmige Gerät eingelegt, durch einen Hebel an der Seite kann man durch die Bilderserien schalten und muss nicht jedes Bildpaar einzeln einlegen. Heute vertreibt die Firma Fisher Price Mattel Inc. den View Master™ als Kinderspielzeug (Kohler 2004).

Auch wenn die klassische Stereoskopie heute kaum noch eine Rolle spielt, sind doch die Nachfolgeverfahren wie der 3D-Film heute wieder in Mode. Auch Spezialbrillen, die eine virtuelle Realität erzeugen, sind aktuell in der Unterhaltungsbranche keine Seltenheit mehr und erobern zunehmend auch wissenschaftliche Bereiche.

---

8 Zunächst wurde eine versilberte Metallplatte poliert und durch Bedampfen mit Jod lichtempfindlich gemacht, sodass sie als Trägermedium für das aufzunehmende Motiv in die Kamera eingesetzt werden konnte. War das Bild auf die Platte projiziert, wurde es mit Quecksilberdämpfen entwickelt. Um das empfindliche Bild zu schützen, wurde eine Glasplatte vor das Motiv montiert (Unbekannt 1839).

10.4 „Der Anatom muss wissen, worauf es dem Kliniker ankommt, dann kann er behilflich sein" – der Stereoskopie-Atlas von Gasser und Enderlen

Die beiden Autoren des Hernienatlas Emil Gasser und Eugen Enderlen lasen in den Sommersemestern 1903 und 1904 gemeinsam die topographisch-anatomischen Übungen und den chirurgischen Operationskurs (Philipps-Universität Marburg 1904, 1903). Sie verknüpften damit die beiden medizinischen Fachdisziplinen der Anatomie und der Chirurgie miteinander, was zum damaligen Zeitpunkt ein völlig neues Lehrformat darstellte. Getreu dem Motto „der Anatom muss wissen, worauf es dem Kliniker ankommt, dann kann er behilflich sein" (Kehl 1961) erstellte Gasser Präparate, um chirurgische Fragestellungen zu klären.

Gasser, der als herausragender Lehrer galt und der sich seit seinem Ruf auf das Marburger Ordinariat (1887) ausschließlich seiner Lehrtätigkeit und der Verbesserung des anatomischen Unterrichts widmete, erkannte schon früh, welchen Wert praktisches Arbeiten für die Studierenden hatte (Kehl 1961). Er führte die Situsdemonstrationen in Kleingruppen ein, die maximal aus zehn Studierenden bestanden. Dadurch hatten die angehenden Mediziner die Chance, die Lage der Organe zueinander und ihre Verbindungen untereinander direkt am Präparat zu studieren. Der damalige Medizinstudent Hermann Kehl erinnert sich, dass Gasser dabei in seinen Vorträgen den anatomischen Aufbau mit den physiologischen Funktionen geschickt miteinander verband, sodass sein Unterricht gerade für Kliniker besonders attraktiv wurde. In Enderlen fand Gasser einen Kliniker, der dies genauso sah. Daraus entstand eine fruchtbare Zusammenarbeit, die schließlich in der Erstellung des Hernienatlas mündete. Ernst Göppert[9], Gassers früherer Schüler und späterer Nachfolger auf dem Marburger Lehrstuhl schrieb im Nachruf auf seinen Lehrer sehr treffend: „Die engen Beziehungen zur praktischen Medizin fanden ihre schönste Frucht in dem wundervollen, von ihm und Enderlen (1906) herausgegebenen stereoskopischen Atlas der Hernien" (Göppert 1921).

Das der Arbeit zugrunde liegende Material wurde den Demonstrationsübungen zur chirurgischen Anatomie entnommen, die die beiden Autoren gemeinschaftlich unterrichten. Fälle aus dem Marburger Sektionsmaterial und Präparate von befreundeten Anatomen und Pathologen (namentlich Strahl, Gießen und Aschoff, Pathologie Marburg) ergänzen die Darstellungen. In fünf Kapiteln werden verschiedenen anatomischen Regionen vorgestellt, in denen Hernien auftreten können. Abschließend widmen sich die Autoren den inneren Brüchen am Zwerchfell. Die Beschreibung von ◙ Abb. 10.1 verdeutlicht den typischen Aufbau des Atlas. Die Bildpaare (Bildgröße 8 cm × 7 cm) stecken in Papiertaschen,

---

9   Ernst Göppert (1866–1945): außerordentlicher Professor von 1912–1914 am anatomischen Institut Marburg, dann ordentlicher Professor für Anatomie an der Universität Frankfurt von 1914–1919, von 1919–1934 ordentlicher Professor und Direktor des anatomischen Instituts der Universität Marburg (vgl. Auerbach 1979a).

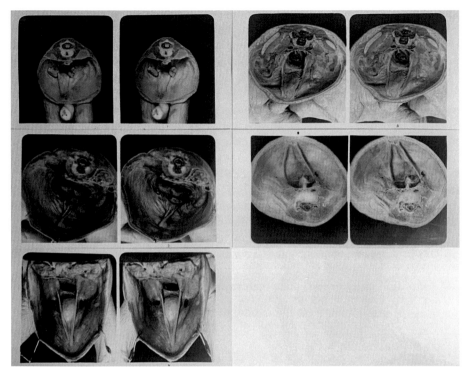

□ Abb. 10.2 Linke Seite, von oben nach unten: Präparat 1: Horizontalschnitt durch die Bauchhöhle eines Fetus Ende des 4. Schwangerschaftsmonats (125 mm Kopfsteißlänge). Präparat 3: Horizontalschnitt durch die Bauchhöhle oberhalb des Nabels eines Fetus im 9. Schwangerschaftsmonat. Präparat 4: Horizontalschnitt der Bauchhöhle, ohne weitere Angaben. Rechte Seite, von oben nach unten: Präparat 5: Horizontalschnitt der Bauchhöhle eines Kindes im ersten Lebensjahr. Präparat 6: Horizontalschnitt der Bauchhöhle eines Kindes im ersten Lebensjahr

die zu einer Seite offen sind, sodass man sie herausnehmen kann. Dieses „Pocketformat" ist in stereoskopischen medizinischen Publikationen üblich und ermöglichte dem Kliniker, die einzelnen Bilder bequem in der Kitteltasche mitzuführen. Auch hier zeigt sich die Ausrichtung auf eine klinische Zielgruppe, wie es die beiden Autoren auch in ihrer Einleitung betonen (Enderlen und Gasser 1906).

Das zweite Kapitel[10] behandelt den fetalen Hodenabstieg *(Descensus testis)*. Die Serie aus sechs Präparaten zeigt, wie der Hoden im Laufe der Fetalzeit vom Ort seiner embryonalen Anlage hinter den Nieren langsam Richtung Hodensack *(Scrotum)* absteigt. Dabei entsteht eine temporäre Aussackung des Bauchfells *(Processus vaginalis peritonei),* die sich, nachdem der Hoden kurz vor der Geburt im Hodensack angekommen ist, wieder verschließt. Bleibt diese Verbindung zwi-

---

10 Die Kapitel sind mit römischen Ziffern nummeriert und beginnt mit der Einleitung. Danach folgen die Beschreibungen der verschiedenen Hernientypen (II–XV).

schen Bauchhöhle und Hodensack bestehen *(Processus vaginalis peritonei persistens)*, kann es an dieser Stelle zu Flüssigkeitsansammlungen *(Hydrocele testis)* und Leistenbrüchen *(Hernien)* kommen (Wurzinger 2017). Die in diesem Kapitel vorgestellten Präparate sind zum Teil noch heute in der anatomischen Sammlung Marburg erhalten.[11]

Die Präparate stammen von Feten und Neugeborenen unterschiedlichen Alters und dokumentieren die verschiedenen Stadien des vorgeburtlichen Hodenabstiegs, den beginnenden Verschluss und das Persistieren des *Processus vaginalis peritonei*.[12] Sie wurden zu mikroskopisch-embryologischen Zwecken konserviert[13], im Ganzen gehärtet und erst später geschnitten. Präparat 1 (■ Abb. 10.2, oberes Bild, linke Seite) zeigt die Lage der Hoden an der vordersten Bauchwand am Ende des vierten Schwangerschaftsmonats. Präparat 2 wurde ausgewählt, weil es ein sehr deutlich ausgeprägtes Keimdrüsenband *(Gubernaculum testis)* zeigt. Das Präparat ist nicht mehr vorhanden. Die Lage der Hoden hat sich im Vergleich zum vorherigen Präparat kaum verändert. In Präparat 3 (■ Abb. 10.2, mittleres Bild, linke Seite) sind die Hoden kaum noch zu sehen, da sie von beiden *Processus vaginales peritonei* bereits aufgenommen wurden. Im nächsten Präparat 4 (■ Abb. 10.2, unteres Bild, linke Seite) sind die Hoden komplett im Leistenka-

---

11 Aufgrund der aktuellen Diskussion über die Zeigbarkeit von sensiblen Objekten hat sich die Autorin entschieden, Fotos der Präparatefotos, die bereits im Atlas veröffentlicht wurden, zu zeigen und auf Fotos der korrespondierenden Präparate, die in der medizinhistorisch-anatomischen Sammlung Marburg noch vorhanden sind (Präparate 1, 3, 4, 5, 6; 2 fehlt), zu verzichten. Eine 2021 gegründete Arbeitsgruppe, die sich aus der neuen Leiterin der Sammlung Tanja Pommerening, der Historikerin Jana Schreiber, der Ägyptologin Sonja Speck, dem Anatomen und Medizinhistoriker Gerhard Aumüller und der Autorin zusammensetzt, befasst sich intensiv mit ethischen Fragestellung zur Darstellung und Zeigbarkeit von menschlichen Überresten (human remains) in der Marburger medizinhistorisch-anatomischen Sammlung. Ein Statement ist auf der Homepage der Sammlung veröffentlicht: Institut für Geschichte der Pharmazie und Medizin (i. Gr.) (2021).

12 Die Provenienzrecherche zu den Präparaten ergab bisher keine Hinweise auf Herkunft, Einsender, Datum oder personenbezogene Angaben, womit eine namentliche Identifizierung oder eine zeitliche und örtliche Eingrenzung möglich wäre. Weitere Recherchebemühungen werden angestrebt. Wie aber aus anderen Beispielen von fetalen und neonaten Präparaten bekannt ist, handelt es sich bei dieser Präparategruppe überwiegend um Aborte und Früh- oder Totgeburten aus der gynäkologischen Klinik oder einer umliegenden Praxis, die zumeist von Ärzten geleitet wurde, die eine Verbindung (z. B. ehemalige Studenten) zur Universität Marburg hatten. Mütter hatten in den seltensten Fällen die Möglichkeit, eine Abgabe ihrer Kinder an die Anatomie zu verhindern, da die Leichenabgabe an die Anatomien im 19. Jahrhundert bis Mitte des 20. Jahrhunderts gesetzlich geregelt war. Aus diesem Grund liegt bei nahezu allen historischen anatomischen Präparaten keine Einwilligung oder Spenderverfügung vor, wie es heute üblich ist. Wie mit diesen sensiblen Präparaten zukünftig umgegangen werden soll und welche Verwendungs- und Darstellungsmöglichkeiten (auch digital) sich daraus ergeben, wird derzeit ausgiebig, auch in Zusammenhang mit anderen Unrechtskontexten (Kolonialismus), diskutiert (vgl. u. a. Bundesärztekammer: Arbeitskreis „Menschliche Präparate in Sammlungen" 2003; Jütte 2010; Deutscher Museumsbund 2013, 2019, 2021) und auch von der Marburger Arbeitsgruppe zur medizinhistorisch-anatomischen Sammlung aufgegriffen (siehe Fußnote 10, Institut für Geschichte der Pharmazie und Medizin (i. Gr.) (2021).

13 Vermutlich für die Gasser-Strahl'sche Sammlung.

nal verschwunden. Präparat 5 (◧ Abb. 10.2, oberes Bild, rechte Seite) zeigt den regelgerechten Verschluss der *Processus vaginales peritonei* nach der Geburt, während Präparat 6 den Zustand eines fortbestehenden *Processus vaginalis peritonei* beschreibt *(Processus vaginalis peritonei persistens)* (◧ Abb. 10.2, unteres Bild, rechte Seite).

Kapitel III zeigt in vier Bildpaaren die schichtweise Präparation der anatomischen Verhältnisse der Leistenregion *(Regio inguinalis)* als Vorbereitung auf die sich anschließenden beiden Kapitel, die sich jeweils mit den äußeren *(Hernia inguinalis lateralis sive obliqua sive externa,* Kapitel IV) und den inneren Hernien *(Hernia inguinalis medialis sive directa,* Kapitel V) beschäftigen. Die Bildpaare 11–15 zeigen die schichtweise Präparation der Leistengegend eines männlichen Individuums aus dem anatomischen Institut Gießen. Bei den Bildpaaren 16 und 17 handelt es sich jeweils um zwei topographische Präparate der Marburger anatomischen Sammlung mit äußerem Leistenbruch. Vier Präparate aus Gießen (Bildpaare 19–22) und zwei aus Marburg (Bildpaare 18 und 23) verdeutlichen das Auftreten und die Ausprägungen von inneren Leistenbrüchen. Die weiteren Kapitel folgen diesem Prinzip: zunächst werden die anatomischen Verhältnisse an schichtweisen Präparationen dargestellt, im Anschluss werden mehrere Präparate mit unterschiedlichen Ausprägungsformen von Hernien in diesen Regionen gezeigt. So ergibt sich eine nahezu vollständige Ausstellung der möglichen Brüche am menschlichen Körper in insgesamt fünfzehn Kapitel mit 72 Bildpaaren. Die Zustände, die auf den Fotos dargestellt sind, werden durch einfache, schematische Federzeichnungen und kurzen Erläuterungen ergänzt, die ausschließlich die für den Fall relevanten anatomischen Begebenheiten zeigen. Eine kurze Einleitung und Vorstellung der Präparate in den Kapitel der Körperregionen weist den Leser auf anatomische Variationen und Besonderheiten hin, die für die Planung eines chirurgischen Eingriffs von großer Bedeutung sind. Somit wird auch hier erneut deutlich, dass Klinik ohne Anatomie nicht auskommt.

10.5　Die Akteure

10.5.1　Emil Gasser

Emil Gasser wurde am 8. Dezember 1847 in Idstein im Taunus geboren. Durch die Anstellung seines Vaters als Lehrer zog die Familie Anfang der 1850er Jahre nach Frankfurt am Main, wo Gasser die Musterschule besuchte. Als Primaner kam er zum ersten Mal in seinem Leben mit der Anatomie in Kontakt, und zwar in Gestalt des Frankfurter Anatomen Johann Christian Gustav Lucae[14], einem

---

14　Johann Christian *Gustav* Lucae (1814–1885): Studium der Medizin in Marburg und Würzburg, Niederlassung als Arzt in Frankfurt 1840, seit 1841 Mitglied der Senckenbergischen Naturforschenden Gesellschaft, ab 1851 Direktor des Senckenbergischen Anatomischen Instituts (vgl. Landesgeschichtliches Informationssystem).

ehemaligen Schüler Christian Heinrich Büngers[15], dem langjährigen Ordinarius der Anatomie in Marburg und Begründer der hiesigen anatomischen Sammlung. Dieser Kontakt in der Dr. Senckenbergischen Anatomie war für Gassers berufliche Laufbahn prägend und so begann er nach dem Abitur ein Medizinstudium an der Universität Heidelberg (1868). Nach kurzer Zeit wechselte er an die Universität Marburg, wo die Anatomen Nathanael Lieberkühn[16] und Guido Richard Wagener[17] wirkten. Die beiden, die auch privat enge Freunde waren, nahmen Gasser in den Kreis der sogenannten „Marburger Anatomenfamilie" auf, zu der auch deren „Ziehsohn" Hans Strahl[18], später selbst Ordinarius für Anatomie in Gießen, gehörte (Krug 1992). Die entwicklungsbiologische Ausrichtung des Marburger anatomischen Instituts unter der Leitung von Lieberkühn war für die beiden jungen Männer richtungsweisend hinsichtlich ihrer Forschungsinteressen und Arbeitsschwerpunkte. Gassers Promotion aus dem Jahr 1873 mit dem Titel „Über Entwicklung der Allantois" und seine ein Jahr später angefertigte Habilitationsschrift „Beiträge zur Entwicklungsgeschichte der Allantois, der Müller'schen Gänge und des Afters" belegen dies eindrucksvoll. Gasser und Strahl führten zusammen die von Lieberkühn begonnen Schnittseriensammlung menschlicher und tierischer Embryonen fort, die unter dem Namen „Gasser-Strahlsche Sammlung" noch heute in der anatomischen Sammlung erhalten ist. Das darin enthaltene Material bildete die Grundlage für zahlreiche entwicklungsbiologische und embryologische Arbeiten und lockte namhafte Wissenschaftler wie Albert von Koelliker und Wilhelm His nach Marburg (Grundmann 2012). Die beiden jungen Wissenschaftler verband nicht nur ein gemeinsames berufliches Interesse. Strahl wurde, als Gasser 1887 auf das Marburger Ordinariat berufen wurde, auch dessen Prosektor und Extraordinarius, bevor er 1895 auf einen eigenen Lehrstuhl nach Gießen wechselte. Die lebenslange Freundschaft der beiden wird von Strahl eindrucksvoll in einer Rede geschildert, die er anlässlich der Gedächtnisfeier für seinen verstorbenen Freund Gasser am 12. Juli 1919 im Marburger anatomischen Institut hielt. Sie beleuchtet in liebenswürdiger Weise auch den Menschen Emil Gasser und ist gespickt mit manch witziger Anekdote aus Gasser Leben (Strahl 1919).

Nach seinem Amtsantritt als Ordinarius für Anatomie 1887 stellte Gasser das wissenschaftliche Publizieren nahezu vollständig ein und widmete sich ausschließ-

---

15 *Christian* Heinrich Bünger (1782–1842): Privatdozent für Chirurgie und Anatomie 1811–1812, außerordentlicher Professor 1812–1815 und ab 1813 Direktor des anatomischen Instituts, ordentlicher Professor für Anatomie von 1815–1842 und ab 1833 zusätzlich ordentlicher Professor für Entbindungskunst an der Philipps-Universität Marburg (vgl. Auerbach 1979g; Hein 1976).

16 Samuel *Nathanael* Lieberkühn (1821–1887): ordentlicher Professor für Anatomie und Direktor des anatomischen Instituts Marburg von 1867–1887 (vgl. Auerbach 1979h).

17 Guido Richard Wagener (1822–1896): ab 1867 außerordentlicher Professor und Prosektor, von 1887–1896 ordentlicher Honorarprofessor für Anatomie an der Universität Marburg (vgl. Auerbach 1979f; Aumüller, G., Krug, H. P. 1994,).

18 *Hans* August Balthasar Strahl (1857–1920): von 1882–1887 Privatdozent und von 1887–1895 außerordentlicher Professor und Prosektor am anatomischen Institut Marburg, ab 1895 ordentlicher Professor für Anatomie an der Universität Gießen (vgl. Auerbach 1979b).

lich der akademischen Lehre. Seine wissenschaftlichen Arbeiten waren ganz im Sinne seiner alten Lehrer geprägt durch entwicklungsbiologische Schwerpunkte und lieferten u. a. grundlegende Erkenntnisse zur Bildung des Urogenitalapparats bei verschiedenen Tierarten und dem Menschen. Eine Liste der wissenschaftlichen Publikation Gassers liefert Göppert in seinem Nachruf (Göppert 1921). Ein weiterer Schwerpunkt lag in der im ausgehenden 19. Jahrhundert weit verbreiteten topographischen Anatomie, unter der auch der hier vorgestellte Hernienatlas verortet werden kann. Gasser schuf nach Angaben Strahls zahlreiche topographische Präparate für seine anatomischen Demonstrationskurse (Strahl 1919). Hermann Kehl, ein früherer Schüler Gassers, zitierte seinen Lehrer mit den Worten „ich würde vorschlagen, wir machen ein Präparat", wenn es um die Beantwortung einer chirurgischen Fragestellung ging (Kehl 1961).

10.5.2 Eugen Enderlen

Eugen Enderlen wurde am 21. September 1863 in Salzburg geboren. 1882 begann er an der Universität München ein Medizinstudium, das er 1887 mit der Approbation abschloss. Im darauffolgenden Jahr wurde er mit einer bakteriologisch-pathologischen Arbeit zum Durchtritt pathogener Keime durch die Lungenoberfläche zum Dr. med. promoviert. Maßgebend für dieses Arbeitsgebiet waren seine früheren Lehrer Hans Buchner, in dessen Hygienischem Institut er kurzzeitig arbeitete und der Pathologe Otto von Bollinger, der ihm die pathologische Anatomie näher brachte. Werner Wachsmuth schreibt in einem Aufsatz zum hundertsten Geburtstag von Enderlen am 21. Januar 1963 über seinen chirurgischen Lehrer, dass „[…] sie [die Arbeit] in der praktischen Fragestellung, in der Art der tierexperimentellen Behandlung des Problems, in der Exaktheit der Protokolle und in der Zurückhaltung bei der Formulierung der Schlussfolgerung so besonders typisch für den Mann und seine Arbeit ist" (Wachsmuth 1963). Diese in der Durchführung so exakte, in der Schlussfolgerung aber so vorsichtige Arbeitsweise zog sich wie ein roter Faden durch die weiteren wissenschaftlichen Publikationen Enderlens. Nach kurzer Zeit an der Münchener Chirurgischen Klinik unter Leitung von Ottmar von Angerer wechselte Enderlen auf eine Assistentenstelle an die Universität Greifswald, wo Heinrich Helferich das Ordinariat für Chirurgie innehatte. Ein Jahr später zog es Enderlen auf die Oberarztstelle an der Chirurgischen Klinik in Marburg, die von Ernst Küster[19] geleitet wurde.

Hier in Marburg fand er in Emil Gasser einen anatomischen Freund wie er ihn schon in München in Person von Otto von Bollinger gehabt hatte. Die beiden lasen nicht nur gemeinsam die topographisch-anatomischen Übungen, sondern auch den chirurgischen Operationskurs, aus dem sie das Material für ihren Hernienatlas generierten. Eine weitere Arbeit Enderlens, die die anatomisch-chirurgische Zusammenarbeit der beiden Marburger Mediziner dokumentiert, be-

---

19 *Ernst* Georg Ferdinand Küster (1839–1930): ordentlicher Professor für Chirurgie und Direktor der chirurgischen Klinik in Marburg von 1890–1907 (vgl. Auerbach 1979e).

schäftigte sich mit der Chirurgie des hinteren Mediastinums. Enderlen schreibt in seiner Einleitung: „Den Anlass zu den folgenden Mittheilungen gab die operative Entfernung eines verschluckten Gebisses aus dem Oesophagus auf dem Wege durch das hintere Mediastinum. […] Zuerst möge es mir erlaubt sein, die anatomischen Verhältnisse welche bei der Operation in Betracht kommen, sowohl nach den verschiedenen Lehrbüchern, als auch nach Präparaten des hiesigen anatomischen Instituts anzuführen." (Enderlen 1901).[20] Auch mit dem Marburger Pathologen Ludwig Aschoff[21] und dem Direktor der medizinischen Poliklinik Ludolf von Krehl[22] war er freundschaftlich verbunden. Letzteren traf er später in Heidelberg wieder. 1904 erhielt Enderlen einen Ruf auf den ordentlichen Lehrstuhl der Chirurgie an der Universität Basel. In den vier Jahren in der Schweiz traf er seinen späteren Assistenten Gerhard Hotz[23], den er 1908 bei seinem Wechsel an die Universität Würzburg mitnahm. Nach Ende des Ersten Weltkrieges folgte er einem Ruf auf den chirurgischen Lehrstuhl der Universität Heidelberg. Die räumlichen Gegebenheiten der chirurgischen Klinik, die seine Arbeit auch in Würzburg schon erschwert hatten, setzten sich an der Heidelberger Klinik fort. Nach Enderlens Weggang aus Würzburg konnte sein Nachfolger Fritz König eine neue chirurgische Klinik beziehen, auf die Enderlen vergeblich gewartet hatte. Und auch in Heidelberg war ihm ein Neubau innerhalb seiner Amtszeit (1918–1933) nicht vergönnt, obwohl dies Teil der Berufungsverhandlungen war (Krebs und Schipperges 1968). Trotz dieser widrigen Umstände gelang es Enderlen und seinen Mitarbeitern, die Heidelberger Chirurgie zu einem „Mekka chirurgischer Kunst" auszubauen, was allein seiner meisterhaften Operationskunst und seiner wissenschaftlichen Reputation zuzuschreiben ist (Wachsmuth 1963). Nach seiner Emeritierung im Jahr 1933 lebte er zusammen mit seiner Frau in Stuttgart und verstarb 78jährig nach kurzer Krankheit (Redwitz 1940).

20 Bei den beiden angesprochenen Präparaten aus Marburg handelt es sich zum einen um einen Horizontalschnitt eines neugeborenen Kindes auf Höhe des 6. Brustwirbels und zum anderen um einen Horizontalschnitt von einem Neonatus auf Höhe des 7. und 8. Brustwirbels. Leider konnten die Präparate nicht mehr in der anatomischen Sammlung ausfindig gemacht werden.

21 Karl Albert *Ludwig* Aschoff (1866–1942): 1984–1903 Privatdozent für allgemeine Pathologie und pathologische Anatomie an der Universität Göttingen, ordentlicher Professor und Direktor des pathologischen Instituts an der Universität Marburg von 1903–1906, in gleicher Funktion von 1906–1935 an der Universität Freiburg (vgl. Auerbach 1979d).

22 August Albert *Ludolf* von Krehl (1861–1937): 1892–1899 außerordentlicher Professor und Direktor der medizinischen Poliklinik an der Universität Jena, 1899–1900 ordentlicher Professor und Direktor der medizinischen Poliklinik an der Universität Marburg, dann in gleicher Funktion ab 1900–1902 an die Universität Greifswald versetzt, von 1902–1907 ordentlicher Professor für Pathologie und Therapie an der Universität Tübingen, ab 1907 ordentlicher Professor für Pathologie und Therapie und Direktor der medizinischen Poliklinik an der Universität Heidelberg (vgl. Auerbach 1979c).

23 Enderlen und Hotz verband nicht nur eine fruchtbare wissenschaftliche Zusammenarbeit, sondern auch eine lebenslange Freundschaft, die durch den frühen Tod Hotz' im Alter von 46 Jahren (1926) endete (vgl. Wachsmuth 1963).

10.5.3 **Hermann Kehl**

Hermann Kehl (1887–1967) begann ein Medizinstudium an der Universität Marburg im Sommersemester 1904 und wechselte bereits nach einem Jahr an die Universität Straßburg (Philipps-Universität Marburg). Im Jahr 1911 wurde er an der Universität Leipzig zum Doktor der Medizin promoviert und absolvierte anschließend eine chirurgische Fachausbildung in Hamburg, Marburg und Heidelberg. 1918 habilitierte er sich in Marburg im Fach Chirurgie und war als Privatdozent an der chirurgischen Klinik unter Friedrich (Fritz) König, Nicolai Gulecke und Arthur Läwen tätig. 1922 wurde er zum außerordentlichen Professor ernannt und übernahm 1924 den Direktorenposten am Städtischen Krankenhaus Siegen, wo er annähernd dreißig Jahre bis zu seiner Pensionierung im Jahr 1952 blieb.

Es scheint als hätte Gasser bzw. das anatomische Institut Marburg als Ausbildungsstätte einen besonderen Eindruck bei Kehl hinterlassen, da er sein persönlich angefertigtes Album mit stereoskopischen Fotografien dem Institut vermachte. Bedauerlicherweise ist nicht bekannt, um welche Objekte es sich bei den drei im Anschreiben erwähnten Präparaten handelt.

10.6 **Ausblicke: 3D, digital und Ethik – passt das?**

Die Stereoskopie hat in der Medizin im Laufe des 20. Jahrhunderts mit der Entwicklung neuer radiologischer Methoden (Ultrasonografie, Computer- und Kernspintomographie und Lasertechnologien) zunehmend an Bedeutung verloren; vom selbstverständlichen und selbstständigen Zeichnen im Unterricht ganz zu Schweigen. Und selbst das früher so aufwendige Fotografieren gehört mittlerweile durch das massenhafte Vorhandensein von Smartphones mit hochauflösenden Kameras der Vergangenheit an. Nicht selten kommt es vor, dass eine Folie im Unterricht oder eine Seite in einem Lehrbuch fotografiert wird. Digitale Speicherformate erlauben es zudem, Massen von Fotos kostengünstig zu sammeln, die in Clouds von überall erreichbar sind.

Auch wenn die stereoskopische Technik, wie sie im Atlas von Gasser und Enderlen angewandt wurde, heutigen didaktischen Ansprüchen nicht mehr genügt, so bleibt die Idee von dreidimensionalen Abbildungen/Objekten/Modellen in der Wissenschaft aktuell. Gerade im Verlauf der Corona-Pandemie, wo Bibliotheken, Sammlungen und Museen geschlossen waren, und die akademische Lehre in die digitale Welt verlegt werden musste, waren und sind dreidimensionale Modelle (oder auch Abbildungen, die diesen Eindruck suggerieren) von unschätzbarem Wert für die Wissensvermittlung im medizinischen Bereich. Schon mit den heutigen Smartphone Kameras lassen sich mithilfe der Photogrammetrie und einer Bildverarbeitungssoftware mit relativ geringem technischen Aufwand dreidimensionale, digitale Objekte erzeugen.[24] Nützliche Nebeneffekte: die Objekte werden digital erhalten, die Bearbeitung und Beantwortung möglicher Fragestellung an das Objekt erleichtert und Netzwerke und Vernetzungen gefördert. Aber...wie steht es mit dem ethischen Umgang von sensiblen Objekten und deren Abbildungen?

Mit fortschreitenden Digitalisierungsbestrebungen stellt sich natürlich die Frage nach ethischen Richtlinien. Für den analogen Bereich wurde bereits Anfang der 2000er Jahre eine von der Bundesärztekammer initiierte Arbeitsgruppe „Menschliche Präparate in Sammlungen" ins Leben gerufen, die sich mit dem Umgang mit menschlichem Gewebe in Museen, Sammlungen und öffentlichen Räumen beschäftigte. Die Kommission veröffentlichte ihre erarbeiteten Empfehlungen 2003 im Deutschen Ärzteblatt, „da die vorhandenen Gesetze im Allgemeinen nur höchst fragmentarisch den Umgang mit Präparaten aus menschlichem Gewebe in Sammlungen, Museen und öffentlichen Räumen regeln und insbesondere keinen zureichenden Anhalt zur Lösung der damit verbundenen rechtlichen und ethischen Probleme bieten [...]" (Bundesärztekammer: Arbeitskreis „Menschliche Präparate in Sammlungen" 2003). Nach Einführung der begrifflichen Definition und relevanter Geltungsbereiche sowie allgemeine Verhaltenspflichten, werden rechtsstaatliche Umstände formuliert, die problematisch sind und die eine kritische Untersuchung dieser sensiblen Objekte erfordern. Dies sind zum einen Unrechtskontexte (NS, Kolonialismus), historische Fälle, in denen Leichname vor Einführung der allgemeinen Spenderverfügung zu wissenschaftlichen Zwecken verwendet wurden, Fälle von unklarer Herkunft und Fälle, die nach dem heutigen Rechts- und Moralverständnis unrechtmäßig hergestellt oder erworben wurden, und/oder aus Kulturkreisen bzw. sozialen Schichten stammen, für die nach damaligem Verständnis hinsichtlich Einsichts- und Einwilligungsfähigkeit keine Einwilligung erforderlich war. Kurzum betrifft dies nahezu 100 % der Bestände von historischen human-anatomischen, -pathologischen, rechtsmedizinisches und anthropologischen Sammlungen. Dieser erste Versuch, den Sammlungsverantwortlichen verbindliche Richtlinien an die Hand zu geben, wurde in den letzten zwanzig Jahren weiterentwickelt. Es beteiligten sich zunehmend Organisationen (bspw. Deutscher Museumsbund) außerhalb des naturwissenschaftlichen Spektrums an den Diskussionen und erweiterten die Debatte um historische, kulturelle und soziale Aspekte, sodass heute eine Fülle an Richtlinien, Empfehlungen und Darreichungen existieren, die die Komplexität des Themas durch die unterschiedlichen Perspektiven beleuchten und daraus Handlungsleitlinien abzuleiten versuchen. Zurecht gefordert wird ein weithin kritischer Umgang mit sensiblen Objekten, die Aufarbeitung der Provenienz und in Fällen von nachweislichem Unrecht wie bspw. staatlichen Gewaltmaßnahmen, die zur Verletzung der individuellen Würde geführt haben, das Herausnehmen der Objekte

---

24 Im Sommersemester 2021 wurde am Institut für Geschichte der Pharmazie und Medizin (i. Gr.) der Philipps-Universität Marburg von Benny Waszk, Sonja Speck, Tanja Pommerening und der Autorin ein Wahlpflichtfach zum Thema Photogrammetrie angeboten. Hier konnten Studierende anatomische Modelle mithilfe der photogrammetrischen Technik digitalisieren.

aus den Sammlungen, um die Darstellungs- und Präsentationsmöglichkeiten einzuschränken. Weitere Maßnahmen (Bestattung, Rückgabe) sollen geprüft werden. Dies gilt auch für Abbildungen, die menschliche Überreste zeigen. Dadurch soll auch hinsichtlich der bildlichen Darstellung und ihrer Präsentation eine Sensibilität geschaffen werden, denn wie bereits zu Anfang dieses Kapitels erwähnt: ein Foto ist schnell geschossen.

Literatur

Auerbach I (1979a) Catalogus professorum academiae Marburgensis – Die akademischen Lehrer der Philipps-Universität in Marburg 2. von 1911–1971. Ernst Göppert. In: Gundlach F (Hrsg) Catalogus professorum academiae Marburgensis – die akademischen Lehrer der Philipps-Universität in Marburg. Marburg: Elwert (Catalogus professorum academiae Marburgensis – Die akademischen Lehrer der Philipps-Universität in Marburg). ▶ https://professorenkatalog.online.uni-marburg.de/de/pkat/details?entityId=14&current=64&camefrom=periods. Zugeriffeen: 16. März 2021

Auerbach I (1979b) Catalogus professorum academiae Marburgensis – Die akademischen Lehrer der Philipps-Universität in Marburg 2. von 1911–1971. Hans August Bathasar Strahl. In: Gundlach F (Hrsg) Catalogus professorum academiae Marburgensis – die akademischen Lehrer der Philipps-Universität in Marburg. Marburg: Elwert (Catalogus professorum academiae Marburgensis – Die akademischen Lehrer der Philipps-Universität in Marburg). ▶ https://professorenkatalog.online.uni-marburg.de/de/pkat/details?entityId=14&current=182&camefrom=periods. Zugeriffeen: 16. März 2021

Auerbach I (1979c) Catalogus professorum academiae Marburgensis – Die akademischen Lehrer der Philipps-Universität in Marburg 2. von 1911–1971. August Albert Ludolf von Krehl. In: Gundlach F (Hrsg.), Catalogus professorum academiae Marburgensis – die akademischen Lehrer der Philipps-Universität in Marburg. Marburg: Elwert (Catalogus professorum academiae Marburgensis – Die akademischen Lehrer der Philipps-Universität in Marburg). ▶ https://professorenkatalog.online.uni-marburg.de/de/pkat/details?entityId=14&current=101&camefrom=periods. Zugeriffeen: 16. März 2021

Auerbach I (1979d) Catalogus professorum academiae Marburgensis – Die akademischen Lehrer der Philipps-Universität in Marburg 2. von 1911–1971. Karl Albert Ludwig Aschoff. In: Gundlach F (Hrsg) Catalogus professorum academiae Marburgensis – Die akademischen Lehrer der Philipps-Universität in Marburg. Marburg: Elwert (Catalogus professorum academiae Marburgensis – die akademischen Lehrer der Philipps-Universität in Marburg). ▶ https://professorenkatalog.online.uni-marburg.de/de/pkat/details?entityId=14&current=4&camefrom=periods. Zugeriffeen: 16. März 2021

Auerbach I (1979e) Catalogus professorum academiae Marburgensis – Die akademischen Lehrer der Philipps-Universität in Marburg 2. von 1911–1971. Ernst Georg Ferdinand Küster. In: Gundlach F (Hrsg) Catalogus professorum academiae Marburgensis – Die akademischen Lehrer der Philipps-Universität in Marburg. Marburg: Elwert (Catalogus professorum academiae Marburgensis – die akademischen Lehrer der Philipps-Universität in Marburg). ▶ https://professorenkatalog.online.uni-marburg.de/de/pkat/details?entityId=14&current=107&camefrom=periods. Zugeriffeen: 16. März 2021

Auerbach I (1979f) Catalogus professorum academiae Marburgensis – die akademischen Lehrer der Philipps-Universität in Marburg 2. von 1911–1971. Guido Richard Wagener. In: Gundlach F (Hrsg) Catalogus professorum academiae Marburgensis – die akademischen Lehrer der Philipps-Universität in Marburg. Marburg: Elwert (Catalogus professorum academiae Marburgensis – die akademischen Lehrer der Philipps-Universität in Marburg). ▶ https://professorenkatalog.online.uni-marburg.de/de/pkat/details?entityId=14&current=192&camefrom=periods. Zugeriffeen: 16. März 2021

Auerbach I (1979g) Catalogus professorum academiae Marburgensis – die akademischen Lehrer der Philipps-Universität in Marburg 2. von 1911–1971. Christian Heinrich Bünger. In: Gundlach

F (Hrsg) Catalogus professorum academiae Marburgensis – die akademischen Lehrer der Philipps-Universität in Marburg. Marburg: Elwert (Catalogus professorum academiae Marburgensis – die akademischen Lehrer der Philipps-Universität in Marburg). ▸ https://professorenkatalog.online.uni-marburg.de/de/pkat/details?entityId=10&current=7&camefrom=periods. Zugeriffen: 16. März 2021

Auerbach I (1979h) Catalogus professorum academiae Marburgensis – die akademischen Lehrer der Philipps-Universität in Marburg 2. von 1911–1971. Samuel Nathanael Lieberkühn. In: Gundlach F (Hrsg) Catalogus professorum academiae Marburgensis – die akademischen Lehrer der Philipps-Universität in Marburg. Marburg: Elwert (Catalogus professorum academiae Marburgensis – die akademischen Lehrer der Philipps-Universität in Marburg). Online verfügbar unter ▸ https://professorenkatalog.online.uni-marburg.de/de/pkat/details?entityId=14&current=115&camefrom=periods. Zugeriffen: 16. März 2021

Aumüller G, Krug HP (1994) Guido Richard Wagener – anatom und Musiksammler. Medizinhist J 29:171–182

Bourdieu P (1992) Der feinen Unterschiede. Kritik der gesellschaftlichen Urteilskraft. Nachdruck, 1. Aufl. Stw, Frankfurt

Bundesärztekammer: Arbeitskreis „Menschliche Präparate in Sammlungen" (2003) Empfehlungen zum Umgang mit Präparaten aus menschlichem Gewebe in Sammlungen, Museen und öffentlichen Räumen. Deutsches Ärzteblatt, PP2, (8), S 378–383

Deutscher Museumsbund (2013) Empfehlungen zum Umgang mit menschlichen Überresten in Museen und Sammlungen

Deutscher Museumsbund (2019) Leitfaden: Umgang mit Sammlungsgut aus kolonialen Kontexten, vom 2. Fassung

Deutscher Museumsbund (2021) Leitfaden: Umgang mit menschlichen Überresten in Museen und Sammlungen

Eckart WU (1980) Zur Funktion der Abbildung als Medium der Wissensvermittlung in der medizinischen Literatur des 17. Jahrhunderts. Bericht zur Wissenschaftsgesch 3:35–53

Enderlen E (1901) Ein Beitrag zur Chirurgie des hinteren Mediastinum. Deutsch Z Chirurgie 61(3):441–495

Enderlen E, Gasser E (1906) Stereoskopbilder zur Lehre von den Hernien. Gustav Fischer, Jena

Göppert E (1921) Emil Gasser, + 13. April 1919. Anat Anz 54:150–157

Grundmann K (2012) Ein Rundgang durch die Marburger Sammlung. D. Embryologisch-histologische Präparate – die Gasser-Strahlsche Sammlung (1880–1912). In: Grundmann K, Aumüller G (Hrsg) Das Marburger Medizinhistorische Museum. Museum Anatomicum. Marburg (Marburger Stadtschriften zur Geschichte und Kultur, 98), S 86–90

Hein J (1976) Zur Geschichte der Anatomie und Chirurgie. Christian Heinrich Bünger 1782–1842 Anatom und Chirurg. Mannheimer Morgen, Mannheim

Heine L (1935) Anatomisch-physiologisch-pathologische Grundlagen der Stereoskopie. Naturwissenschaften 23(51):855–860

Herrlinger R (1967) Geschichte der medizinischen Abbildung. I: von der Antike bis um 1600. Moos, München

Herrlinger R, Putscher M (1972) Geschichte der medizinischen Abbildung. II: von 1600 bis zur Gegenwart. Moos, München

Institut für Geschichte der Pharmazie und Medizin (i. Gr.) (2021) Homepage der medizinhistorisch-anatomischen Sammlung. Hg. v. Philipps-Universität Marburg. ▸ https://www.uni-marburg.de/de/fb20/bereiche/methoden-gesundheit/museum-anatomicum. Zugegriffen: 18. Okt. 2021

Jütte R (2010) Die Stuttgarter Empfehlungen zum Umgang mit Präparaten aus menschlichem Gewebe in Sammlungen, Museen und öffentlichen Räumen. In: Humboldt-Universität zu Berlin (Hrsg) Universitätsmuseen und -sammlungen im Hochschulalltag – aufgaben, Konzepte, Perspektiven ; Beiträge zum Symposium vom 18.–20. Februar 2010 an der Humboldt-Universität zu Berlin, S 43–48. ▸ https://doi.org/10.18452/1324

Kathan B (2001) Objekt, Objektiv, und Abbildung: medizin und Fotografie. Fotogeschichte 21:3–16

Kehl H (1961) Emil Gasser 1847–1919. In: Historische Kommission für Nassau (Hrsg) Nassauische Lebensbilder, Wiesbaden, Kommissionsverlag von Carl Ritter & Co, Bd 6, S 277–283

Kehl R (1968) Begleitschreiben zur Sendung des stereoskopischen Atlas von Hermann Kehl an das anatomische Institut der Universität Marburg

Kohler M (2004) 3D historsich. Geschichte der Stereoskopie. ▶ http://www.3d-historisch.de/Geschichte_Stereoskopie/Geschichte_Stereoskopie.htm. Zugegriffen: 31. März 2022

Krebs H, Schipperges H (1968) Heidelberger Chirurgie. 1818–1968. Springer, Berlin

Krug HP (1992) Die Marburger Anatomenfamilie. Lieberkühn, Wagener, Strahl, Gasser, Zumstein. Dissertation. Philipps-Universität, Marburg. Institut für Anatomie und Zellbiologie

Landesgeschichtliches Informationssystem: Hessische Biografie. Johann Christian Gustav Lucae. ▶ https://www.lagis-hessen.de/pnd/119255324. Zugegriffen: 16. März 2021

Lane Medical Library: Kurzbeschreibung des Atlas von Bassett und Gruber. Hg. v. Stanford Medical. ▶ https://lane.stanford.edu/biomed-resources/bassett/raw/index.html. Zugegriffen: 26. März 2022

Leonhardt N (2016) Durch Blicke im Bild. Stereoskopie im 19. und frühen 20. Jahrhundert. Neofelis Verlag, Berlin

Lorenz D (2012) Fotografie und Raum. Beiträge zur Geschichte der Stereoskopie. Waxmann, Münster

MGH Neurosurgery: Bassett Collection. Stereoscopic Atlas of Human Anatomy. Hg. v. Harvard Medical School. ▶ https://orvideo.mgh.harvard.edu/Bassett/. Zugegriffen: 26. März 2022

Neite W (1979) Die frühen Jahre der Photographie – dokumentarisches zu den Anfängen in Deutschland. In: Gohr et al (Hrsg) „In unnachahmlicher Treue". Photographie im 19. Jahrhundert – ihre Geschichte in den deutschsprachigen Ländern. Müller, Köln, S 27–44

Philipps-Universität Marburg: Verzeichnis des Personals und der Studierenden auf der Königlich Preußischen Universität Marburg SS 1904-WS 1904/1905

Philipps-Universität Marburg (1903) Verzeichnis der Vorlesungen SS 1903-WS 1903/1904. ▶ https://dfg-viewer.de/show?tx_dlf%5Bdouble%5D=0&tx_dlf%5Bid%5D=http%3A%2F%2Farchiv.ub.uni-marburg.de%2Feb%2F2011%2F0267%2Fmets-3670.xml&tx_dlf%5Bpage%5D=2&tx_dlf%5Bpagegrid%5D=1&cHash=7c7b2e7145e3f81c387601813db29388. Zugegriffen: 25. Febr. 2021

Philipps-Universität Marburg (1904) Verzeichnis der Vorlesungen SS 1904-WS 1904/1905. https://dfg-viewer.de/show/?tx_dlf[id]=http%3A%2F%2Farchiv.ub.uni-marburg.de%2Feb%2F2011%2F0268%2Fmets-3671.xml. Zugegriffen: 25. Febr. 2021

Pultz J (1995) Der fotografierte Körper. Dupont, Köln

Redwitz E von (1940) Eugen Enderlen+. Klin Wochenschr 19(29):751–752

Schönfeld, J.: Die Stereoskopie. Zu ihrer Geschichte und ihrem medialen Kontext. Magisterarbeit. Universität Tübingen, Tübingen. Fakultät für Kunstwissenschaften. ▶ https://publikationen.uni-tuebingen.de/xmlui/bitstream/handle/10900/46157/pdf/mag_komplett.pdf?sequence=1&isAllowed=y. Zugegriffen: 31. März 2022

Stahnisch F, Schönherr U, Bergua A (2006) Albert Neissers (1855–1916) „Stereoscopischer medicinischer Atlas". Eine aussergewöhnliche fotografische Sammlung aus dem Gebiet der Augenheilkunde. Unter Mitarbeit von Gottfried O. H. Naumann. Würzburg: Königshausen & Neumann

Stiftung Stadtmuseum Berlin: Das Kaiserpanorama. Stiftung Stadtmuseum Berlin; Landesmuseum für Kultur und Geschichte Berlins. Online verfügbar unter ▶ https://www.stadtmuseum.de/ausstellungen/kaiserpanorama. Zugegriffen: 31. März 2022

Strahl H (1919) Gedächtnisrede für Emil Gasser. In: Philipps-Universität Marburg (Hrsg) Gedächtnisfeier für Emil Gasser. Abgehalten im anatomischen Institut der Universität Marburg am 12. Juli 1919. Marburg

Unbekannt (1839) Das Daguerréotyp oder Beschreibung des Verfahrens und der Apparate, welche Hr. Daguerre zur Fixirung der Bilder der camera obscura anwendet. (Digitalisat des Polytechnischen Journals, Humbold-Universität Berlin). Bulletin de la Société d'encouragement 74(XLVI). ▶ http://dingler.culture.hu-berlin.de/article/pj074/ar074046. Zugegriffen: 21. Apr. 2021

Wachsmuth W (1963) Eugen Enderlen, Werk und Persönlichkeit. In: Wachsmuth W (Hrsg) Eugen Enderlen 1863–1963. Springer, Berlin, S 1–16

Wurzinger LJ (2017) Bewegungssystem. Teil C Rumpfwand. Bauchwand. In: Aumüller G, Aust G, Engele J, Kirsch J, Maio G, Mayerhofer A et al (Hrsg) Duale Reihe Anatomie. Thieme, Stuttgart, S 324

Anatomische Lehrfilme

Bewegte Bilder – bewegte Körper: der Präparatefilm in der Anatomie

Sabine Schlegelmilch

Inhaltsverzeichnis

© Der/die Autor(en), exklusiv lizenziert an Springer-Verlag GmbH, DE, ein Teil von
Springer Nature 2023
S. Doll und K. Nolte (Hrsg.), *Der Medizinische Blick in sammlungshistorischer Perspektive*,
https://doi.org/10.1007/978-3-662-64192-7_11

11.1 Einleitung

Eine Frau im weißen Kittel über schwarzem Pullover, sorgfältig frisiert und mit Perlenohrringen, sitzt an einem Tisch mit blauer Platte. Vor ihr aufgereiht liegen und stehen ein hölzernes Instrumentenkästchen, eine Glasscheibe, ein großes Messer mit breiter Klinge und ein gelber Plastikeimer. Aus diesem hebt die Frau ein feuchtglänzendes Gehirn.

Mit dieser Einstellung beginnt der anatomische Lehrfilm „Präparation der Fasersysteme des Gehirns", der 1978 als Film C 1280 vom Institut für Wissenschaftlichen Film in Göttingen in Zusammenarbeit mit der Heidelberger Anatomieprofessorin Christine Heym angefertigt wurde. Heym verfasste auch die Begleitpublikation, die den vollständigen Wortlaut des Tonkommentars wiedergibt (Heym und Inst. Wiss. Film 1978), sodass zu vermuten ist, dass es sich im Film um ihre eigene Stimme handelt, die aus dem Off das erläutert, was ihr präparierendes Ich tut. Denn hierum geht es im Folgenden: um die sukzessive Präparation des Gehirns in Hinblick auf Assoziations-, Komissuren- und Projektionsbahnen. So lauten auch die eingeblendeten Zwischentitel, die die drei Präparationsschritte ankündigen und den Film zusätzlich strukturieren. Zusammen mit Trickaufnahmen, die Verläufe schematisieren und im Kontrast von einer männlichen Stimme kommentiert werden, sowie einer Mischung aus Detail-und Halbnahaufnahmen des behandelten Gegenstandes stellen sie typische Elemente des medizinischen Lehrfilms dar.

Der Film bietet sich als Medium für diesen Lehrinhalt besonders an, da er einen fortschreitenden Prozess (das Präparieren) dokumentiert. Dieser konnte durch Montage des geschnittenen Materials beschleunigt dargestellt werden und so in vergleichsweise verkürzter Filmzeit die Ergebnisse längerer gefilmter Zeit präsentieren.[1] Bereits bei der ersten Präparation kommt diese Technik zum Einsatz, wenn die Gyri (Gehirnwindungen) statt nur zum Teil (wie im wohl im Präsenzunterricht) in Gänze präpariert gezeigt werden, der eigentliche Prozess aber durch einen Schnitt auf das fertige Präparat verkürzt wird. Diese technische Möglichkeit stellte einen großen Vorteil des Films dar, sollte er doch eine im Präsenzunterricht aus Zeitmangel vernachlässigte Lehreinheit in verknappter Darstellung ersetzen (Doll 2017, S. 100).

Ich werde im Folgenden das hier vorgestellte Genre, zu der auch das einführend dargestellte Beispiel gehört, als „Präparatefilm" bezeichnen. Methodisch scheint es mir von Vorteil, v. a. unpublizierte medizinische „Gebrauchsfilme" (Hediger 2005, S. 21) statt einfach nach der fachwissenschaftlichen Zuordnung („Anatomiefilm") zunächst nach dem im Film inszenierten Objekt zu klassifizieren. Zum einen wird so die Analyse nicht unbewusst bereits durch das zugehörige Fachnar-

---

1   Solchermaßen „temporal diskontinuierliche Abbildungen" mit ihren Auslassungen, filmsemiotisch als Dialemma bezeichnet (Kalkofen 2002, S. 1817), werden bei medizinischem Lehrfilm auch oft für die Vorher-Nachher-Montage bei Heilungsprozessen genutzt; ein frühes Beispiel ist der bekannte Film des Neurologen Max Nonne „Funktionell-motorische Reiz- und Lähmungszustände bei Kriegsteilnehmern und deren Heilung durch Suggestion in Hypnose" (1917).

rativ gelenkt, zum anderen kann Vergleichbarkeit hergestellt werden mit Beständen aus anderen Fachgebieten.[2] Der „Präparatefilm" übersetzt folglich die Herstellung von Präparaten in bewegte Bilder, jedoch nicht nur, er macht auch die fertigen Präparate selbst zum verfilmten Gegenstand. Hier scheint das gegenüber der Fotografie definierende Charakteristikum des Mediums Film, nämlich die Dokumentation von Bewegung und Veränderung innerhalb eines eingefangenen Zeitverlaufs (Curtis 2005, S. 24–25), der statischen Natur des Objekts zunächst zu widersprechen.

Anhand eines kleinen Fundkonvoluts aus dem Institut für Anatomie und Zellbiologie der Universität Würzburg wird nun gezeigt, wie Präparate im Film abgebildet – und damit auch in Bewegung gesetzt wurden. Die Fundumstände des vorgestellten Bestands sind an anderer Stelle bereits beschrieben (Schlegelmilch 2018, S. 64–65). Im Folgenden wird es um fünf Filme gehen, in denen verschiedene Arten von Präparate zu sehen sind. Bis auf einen von ihnen, den vom Springer-Verlag vertriebenen Lehrfilm „Der Kapsel-Bandapparat des Kniegelenkes. Pathophysiologie", der im selben Jahr wie Heyms Film entstand (1978), sind alle Filme im Würzburger Institut selbst hergestellt. Der längste von ihnen, „Anatomische Grundlagen des vestibulären Gleichgewichts", wurde nach seiner Dosenbeschriftung im Jahr 1975 angefertigt; nach dem einheitlich verwendeten (farbigen) 16 mm-Filmmaterial dürften die verbleibenden drei Filme des Konvoluts aus demselben Zeitraum stammen.[3] Ausgehend von Hedigers Frage nach dem „Wesen" solcher Filme (Hediger 2005, S. 21) fordert dieses kleine Konvolut über die Analyse der Präparate-Darstellung hinaus dazu auf, filmbasierte Evidenzproduktion in der Medizin erneut zu hinterfragen.

11.2 Cisternae subarachnoidales/Zisternenfilm

Der erste der drei undatierten Filme hat eine Länge von neun Minuten und präsentiert zwei verschiedene Korrosionspräparate, die offenbar in Würzburg angefertigt wurden. Das eine zeigt rot eingefärbt das Arteriengeflecht, das andere blau das Venengeflecht des Gehirns (☐ Abb. 11.2). Mittels Korrosion wurden zusammen mit den Geflechten auch weitere Strukturen präpariert, die im Film als weiß ausgeformte Masse sichtbar sind.

---

2 Es lassen sich so z. B. Fragen stellen nach visuellen bzw. inszenatorischen Konstanten oder Unterschieden: Unterscheidet sich der OP-Film in der Neurochirurgie von dem in der Gynäkologie? Inszeniert der PatientInnenfilm in der Psychiatrie die Menschen anders als der in der Anatomie? Entsprechend habe ich an anderer Stelle (Schlegelmilch 2018) von „PatientInnenfilm" gesprochen, obwohl die dort analysierten Filme ebenfalls aus der Würzburger Anatomie stammen. Die Anatomie selbst ist kein klinisches Fach, das PatientInnen therapiert; die an ihnen dargestellten Leiden werden gleichwohl pathologisiert und damit zum Behandlungsanlass.

3 Das verwendete Filmmaterial ist einheitlich Kodachrome Safety Film (s. ☐ Abb. 11.1). Der Beitrag wurde auf der Grundlage von Materialsichtung am Filmspulgerät sowie im Deutschen Medizinhistorischen Museum Ingolstadt gefertigten Aufsichtdigitalisaten verfasst. Die Abbildungen wurden von der Verf. angefertigt.

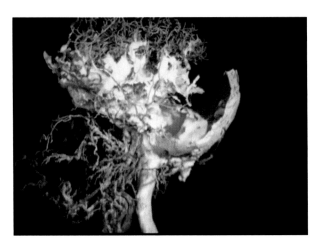

▢ Abb. 11.1   „Cisternae subarachnoidales": Korrosionspräparat mit blauem Venengeflecht. (Quelle: Mit freundlicher Genehmigung des Instituts für Geschichte der Medizin Würzburg, MedHistSam_A_FILM_09)

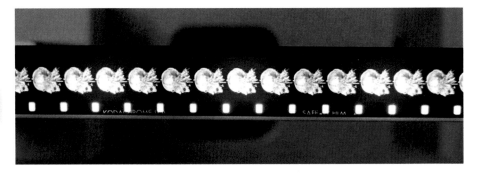

▢ Abb. 11.2   Kodachrome-Filmmaterial, Erstsichtung von »Zisternenfilm« auf dem Handspulgerät. (Quelle: Mit freundlicher Genehmigung des Instituts für Geschichte der Medizin Würzburg, MedHistSam_A_FILM_10)

Der Film selbst liefert auf zwei nach dem Titel zusätzlich eingeblendeten Tafeln die Informationen „Aus dem Anatomischen Institut der Universität Würzburg" und „Vorstand: Prof. Dr. Johannes Lang[4]". Das Ziel des Films ist es, wie die eingeblendeten Zwischentafeln angeben, verschiedene Zisternen des Subarachnoidalraumes zu präsentieren. Zwischengeschnittene Tafeln kündigen an, welche Zisternen (Tafel 1: „Cisterna chiasmatis | C. fossae lateralis | C. cerebello-modularis") im Folgenden zu sehen sein sollen, wobei als visuelles Signal, dass die nächste der genannten folgt, jeweils ein Schnitt und damit auch eine erkenn-

---

4   Johannes Lang (1923–2003) leitete von 1967 bis 1994 den Lehrstuhl I des Anatomischen Instituts in Würzburg (von Lüdinghausen 2004).

bar neue Kameraeinstellung dient. Deutlicher wird der thematische Wechsel, wo er zugleich zwischen den beiden im Film gezeigten Präparaten stattfindet. Gegenüber der Präparatefotografie[5] zeigt dieser Film neben gelegentlichem Zoom-In an Bewegung nur das, was man bei einer Präsenzdemonstration ebenfalls erwarten dürfte: die Rotation der Präparate. Sie werden meist von einer Ausgangsposition erst um 90° in eine Richtung, dann um 45° zurück in die entgegengesetzte Richtung gedreht.

Identisch aufgebaut ist ein zweiter Film gleicher Länge, der insgesamt vier weitere Korrosionspräparate der beschriebenen Art zeigt; bei zweien sind zusätzlich Teile des Schädelknochens mitpräpariert (◘ Abb. 11.1). Im Gegensatz zu „Cisternae subarachnoidales" wurde auf Schrifttafeln gänzlich verzichtet. Hierdurch verstärkt sich eine Schwierigkeit, die schon beim ersten Film zutage tritt: Da die Filme keine Tonspur besitzen, nicht tricktechnisch (durch das Einfügen von Pfeilen o. ä.) nachbearbeitet wurden und als institutsinterne Produktionen auch keine Paratexte in Form von Begleitpublikationen besitzen, ist für ein lernendes Publikum schwer zu durchschauen, wo hier am Präparat genau zu sehen ist, was man eben sehen soll. Ein Aufsatz des im Vorspann genannten Lehrstuhlinhabers Johannes Lang (Lang 1973, S. 271) erklärt dementsprechend nicht nur, wie solche Präparate angefertigt wurden, sondern schlüsselt Fotografien von ähnlichen Stücken mit Verweislinien und durchnummerierten Legenden didaktisch auf, wie es Ludwik Fleck gerade für anatomische Abbildungen als Methode der „Erschaffung einer wissenschaftlichen Tatsache" beschrieb (Fleck 2015, S. 48).

Eine fachlich sinnvolle Verwendung solcher nicht nur akustisch stummer Filme, wie Gotthard Wolf sie als charakteristisch für den deutschen „Hochschulunterrichtsfilm" bezeichnete (Wolf 1957, S. 480), hing vollends von kommentierendem Lehrpersonal ab, welches entweder selbst an der Herstellung der Filme beteiligt war (und deshalb wusste, was es zeigen wollte) oder sich zumindest vorgängig an den im Institut vorhandenen Präparaten Orientierung verschaffen konnte. Ob ein zusätzliches Hilfsmittel mitgedacht war, um auf der Projektionsfläche einzelne Strukturen deutend hervorzuheben (die großen Hörsäle in Würzburg waren zu diesem Zweck bis in die 1990er Jahre hinein mit einem zwei Meter langen Bambusstab ausgerüstet), ist nicht bekannt. Nur im zweiten der Filme, auf der Dose mit dem vielsagenden handschriftlichen Hinweis „guter Film | 1 Zisternenfilm" gekennzeichnet, zeigt sich einmal ein solches Hilfsmittel, als ein langer Holzgriffel ins Innere des Präparates weist. Solche Filmbilder eigentlich schon für die Lehre zugerichteter Präparate konnten also erst durch die Stimme der Vorführenden zu wirklichen Lehrmitteln werden, da schon die Objekte nicht immer selbsterklärend waren. Heute tritt der Dokumentationscharakter dieser Filme noch stärker in den Vordergrund, illustrieren sie doch lokale Präpariertechniken an Objekten, die nicht mehr vorhanden sind.

---

5   Zu diesen Präparaten haben höchstwahrscheinlich auch Fotografien existiert, deren Verbleib z.Zt. aber unklar ist: ▶ https://www.press1.de/ibot/db/press1.pictom_1129062657.html (hier die letzte Erwähnung der Fotosammlung Lang).

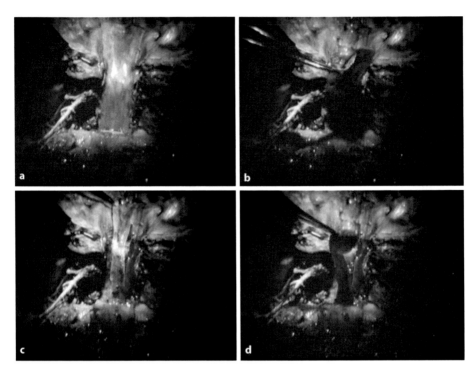

◘ Abb. 11.3 „Dura mater": Zweifaches Wegklappen der vorpräparierten Dura Mater. **a** (oben links): An beiden Seiten gelöste Hirnhaut. **b** (oben rechts): Wegklappen der gelösten Hirnhaut. **c** (unten links): Wiederholung: an beiden Seiten gelöste Hirnhaut. **d** (unten rechts): Wiederholung: Wegklappen der gelösten Hirnhaut.). (Quelle: Mit freundlicher Genehmigung des Instituts für Geschichte der Medizin Würzburg, MedHistSam_A_FILM_08)

11.3 Präparation der Dura Mater

Der dritte im Würzburger Institut angefertigte, ebenfalls stumme Film ist nur ca. zweieinhalb Minuten lang. Auch er führt anatomische Strukturen im Kopfbereich vor. Die Anfangseinstellung zeigt an einem frischen Präparat in Innenansicht das Hinterhauptbein und seine Verbindung über die Halswirbelsäule mit dem Rumpf, bedeckt mit der äußersten Hirnhaut, der Dura mater. Obwohl der Film so kurz ist, weist er zwei interessante didaktische Elemente auf.

Zum einen wurde im Bereich der oberen Halswirbelsäule zu Demonstrationszwecken schon vorpräpariert, in diesem Fall ein Stück der Hirnhaut an beiden Seiten und oben quer durch Schnitte gelöst (◘ Abb. 11.3a). So konnte es im Film, nachdem ca. 45 s das vollständige Präparat gezeigt worden war, mithilfe einer Pinzette zur Kamera hin weggeklappt werden (◘ Abb. 11.3b), um den darunterliegenden Epiduralraum zu zeigen. Es folgt für Bruchteile einer Sekunde (vier Einzelbilder) eine explosionsartige Überbelichtung des Films, hierauf wiederholt sich dasselbe Procedere – Wegklappen der erneut, diesmal in einem kleineren Streifen vorpräparierten Dura mater (◘ Abb. 11.3c+d). Diese Schichtenpräparation, also die lagenweise Eröffnung von Verborgenem, wie sie auch der im Folgenden noch beschriebene Wiener Lehrfilm in Kartonschnitten visualisierte, wiederholt eine eng mit dem Anatomieunterricht verbundene Demonstrationstechnik. Sie fand bereits ab der ersten Hälfte des 16. Jahrhunderts zuerst in einzelnen Blättern, dann in den Tafeln von Anatomieatlanten in „Klappbildern" ihre papierne Umsetzung. Männliche wie weibliche Körper(teile) konnten hier durch sukzessives Wegklappen papierner Schichten, die jeweils nur auf einer Seite an das Grundblatt angeleimt waren, vertiefend „entdeckt" werden, denn unter jeder weggeklappten Schicht fand sich eine weitere, auf der die real nächsttiefere gezeichnet zu entdecken war (Kaiser 2015). Zum anderen setzt dieser Film erneut ein Präparat in Bewegung, jedoch intensiver, als es bei dem Zisternenfilm der Fall war. Das noch flexible Präparat erfährt hier keine Gesamt-, sondern nur eine Teilrotation. Bei feststehendem Rumpf wird der verbleibende Schädel um ca. 45° gedreht, bis in der oberen rechten Ecke des Bildausschnitts sogar ein Ohr zu sehen ist. Diese wiederholt durchgeführte Bewegung soll wohl die Elastizität der Dura mater am Frischpräparat zeigen.

Man findet diese gewissermaßen von der alltäglichen Außenansicht ins Körperinnere verlagerte Bewegungsstudie ebenfalls in dem Lehrfilm „Der Kapsel-Bandapparat des Kniegelenkes. Pathophysiologie".[6] Er gehört, wie eingangs erwähnt, auch zum Würzburger Fundkonvolut, wurde aber nicht in Würzburg, sondern unter Mitarbeit der orthopädischen Universitätskliniken Lyon und Bern für die Publikation in einem Lehrmittelverlag hergestellt. Er soll deswegen hier auch nicht in Gänze besprochen, vielmehr der Fokus nur auf die gezeigten Präparate und ihre didaktische Verwendung gelegt sein. Der Springer-Verlag bewarb den Film explizit mit deren Einsatz: „Die Steuerfunktion, die die Bänder und Menisci auf die passive Stabilität des Gelenks ausüben, wird an anatomischen Präparaten gezeigt".[7] Tatsächlich wird die große Beweglichkeit des Kapselapparates an einem Kniepräparat mit gut sichtbaren Bändern und Kniescheibe vorgeführt, das verschiedenen Torsions- und Beugebewegungen ausgesetzt und das durch Überblendung in die Außenansicht als Innenleben eines realen Patientenbeins verständlich gemacht wird. Jedoch müssen die Präparate auch für destruktivere Vorführungen herhalten: „Durch schrittweise Durchtrennen der Bandstrukturen wird experimentell verfolgt, wie die Instabilität in beiden [im Film vorgeführten klinischen] Fällen enstanden ist", kündigt die Werbung an, und tatsächlich werden im Verlauf des 20-minütigen Films durch gezielte Schnitte mit Skalpell und Schere mehrere Kniepräparate für die Demonstration von Bewegungen eines verletzten Apparats zugerichtet – und damit letztlich zerstört. Neben der inhaltlichen Vermittlung seines Themas macht das Lehrmittel Film also hier auch den Aspekt einer verbrauchenden Lehre sichtbar, wie sie den Alltag des Anatomieunterrichts im Präpariersaal bestimmt.

---

6   Institut für Geschichte der Medizin Würzburg, MedHistSam_A_FILM_11.
7   Der Verlag druckte Werbeanzeigen in einschlägige Lehrbücher (Muhr und Wagner 1981, S. 105).

11.4 Anatomische Grundlagen des vestibulären Gleichgewichts

Der längste Film der kleinen Sammlung (ca. 20 min) ist, wie bereits erwähnt, auf 1975 datiert.[8] Er startet mit der Information „Aus dem Anatomischen Univ. Inst. Würzburg | Dir.: Prof. Dr. J. Lang | und | Univ.-HNO-Klinik | Dir.: Prof. H.L. Wullstein" auf der ersten Tafel; es folgt der Titel auf einer weiteren, die dritte gibt zusätzlich an: „von | J. Lang, | Fr. C.P. Weitkamp | und | C.F. Claussen, | P.R. Estelrrich [!]". Dieser Film stellt eher eine Synopse von Ergebnissen spezifischer Präparationen zum Forschungsgebiet der beiden genannten Professoren dar (s. u.), als dass er wirklich als Lehreinheit im (vorklinischen) Anatomieunterricht geeignet wäre. Er zeigt insgesamt 45 Einzelsequenzen, somit 44 Schnitte. Einige der Sequenzen sind hierbei nur wenige Sekunden lang und wirken wie der Versuch einer Dokumentationsfotografie, die jedoch mit Filmmaterial durchgeführt wurde. Der Verdichtungsprozess, dem die Ergebnisse in ihrer Darstellung unterzogen wurden, lässt sich nicht nur inhaltlich, sondern auch am Filmmaterial selbst nachvollziehen: den erwähnten 44 Schnitten stehen hier nur 15 Klebestellen gegenüber. Dies bedeutet, dass zielgerichtet das vermeintlich beste Material zusammengefügt wurde einerseits aus Filmoriginal(en), andererseits aus Filmkopien, die selbst bereits von montierten Filmen gezogen worden waren. Besonders deutlich wird dies an Stellen, wo der Wechsel von rundem Bildrahmen zu ungerahmten Bildern bzw. umgekehrt erfolgt, ohne dass eine Klebestelle vorliegt. Zuweilen sind im Film Hilfsmittel wie Haken oder Pinzette zu sehen, die Strukturen anheben oder etwas zu zeigen scheinen, jedoch nicht der Prozess des Präparierens selbst.

Somit entsteht die eigentliche Bewegung im Film durch die beschriebene Montage des Materials. Die Kamera scheint über verschiedene, jeweils außerhalb des verfilmten Bildgeschehens vorgenommene Präparierschritte langsam tiefer in das Präparationsfeld hineinzufahren. Johannes Lang, der 1979 eine aktualisierte Ausgabe der bekannten Lehrbuch-Reihe von Lanz/Wachsmuth zur praktischen Anatomie herausgab (darunter Bd. 1 zur Anatomie des Kopfes und des Gehirns), und Horst Ludwig Wullstein[9], der sich bereits seit den 1940er Jahren erst mit der mikrochirurgischen Therapie der Otosklerose, dann der Tympanoplastik intensiv beschäftigt hatte, führten hier ihre Forschungsinteressen zusammen. Die explizite Nennung jedoch nicht nur der Klinikdirektoren, sondern auch weiterer beteiligter medizinischer Kollegen[10] aus dem Bereich der Neurootologie lässt die Aufnah-

---

8   Institut für Geschichte der Medizin Würzburg, MedHistSam_A_FILM_12. Leider lag bei Abfassung dieses Beitrags nur ein unvollständiges Digitalisat (12 min) vor.

9   Horst Ludwig Wullstein (1906–1987) entwickelte 1953 speziell für seine Forschungsbedürfnisse zusammen mit der Firma Carl Zeiss das Operationsmikroskop OPM1 mit schwenkbarem Dreharm (Kneser et al. 2016, S. 5). Von 1955 bis 1975 bekleidete er das Ordinariat für Hals-, Nasen- und Ohrenheilkunde in Würzburg.

10 C(laus) F(renz) Claussen (*1939) baute ab 1967 in Würzburg eine umfassende Datenbank mit Daten zu neurootologischen PatientInnen auf, auf deren Grundlage er v. a. Studien zu Tinnitus und anderen Hör-, aber auch Sehstörungen betrieb (▶ https://de.wikipedia.org/wiki/Claus-Frenz_Claussen; Zugriff 04.11.2021). Über P.R. Estelrich und Fr. C.P. Weitkamp liegen z.Zt. keine weiteren Informationen vor.

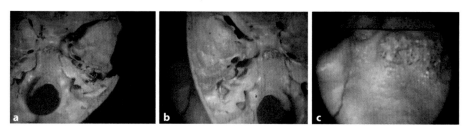

■ **Abb. 11.1.4** „Anatomische Grundlagen des vestibulären Gleichgewichts" (1975), drei Schnitte in Minute 1. **a**: Blau eingefärbte Bogengänge rechts. **b**: Parallele Struktur auf der linken Seite. **c**: Detail des vorherigen Bildausschnitts. (Quelle: Institut für Geschichte der Medizin Würzburg, MedHist-Sam_A_FILM_12)

men wie das filmische Pendant einer interdisziplinären Gemeinschaftspublikation des anatomischen Instituts und der erst kurz zuvor in Würzburg neu konzipierten „Kopfklinik"[11] wirken. Tatsächlich war wohl auch nur einem Fachpublikum, z. B. im Kontext eines Kongresses, dieser Film verständlich. Dies liegt zum einen an den bereits erwähnten, oft sehr kurzen Einstellungen, zum anderen an der Tatsache, dass die Kamera nach gut anderthalb Minuten von der makroskopischen auf die mikroskopische Perspektive wechselt und dort verbleibt. Der gesamte Restfilm – erneut ohne Tonkommentar – wurde aus durch ein Mikroskop angefertigten Filmaufnahmen zusammengefügt, die keine Orientierung an größeren anatomischen Strukturen zulassen.

Die im Film fixierte Verdichtung von Ergebnissen im Sinne eines Forschungsbeitrags für ein Fachpublikum zeigt sich besonders im Vergleich mit dem Lehrfilm „Die Präparation des Mittel- und Innenohres", der zehn Jahre zuvor (1965) im Anatomischen Institut der Universität Wien angefertigt worden war. Wie im Heidelberger Lehrfilm zu den Fasersystemen Christine Heym, so übernahm auch im Wiener Film ein Mitglied des Instituts die wissenschaftliche Verfasserschaft (in diesem Fall Werner Platzer)[12], und wie im Heidelberger Film wird hier der Vorgang des Präparierens im angekündigten Bereich vorgeführt. Dieser Vorgang wird sogar zusätzlich zu Aufnahmen der realen Schnittführung an einem papierenen Schema des Präparationsfeldes gedoppelt: So schneidet das gefilmte Skalpell zuerst einen Bereich im Kartonschema aus und damit die „Sicht" auf darunterliegende Strukturen frei, dann malt ein Pinsel in diese „untere Schicht" ebenfalls schematisierend die Strukturen ein, die am realen Präparationsbild erkannt werden sollen. Die zugehörige lateinische Fachterminologie wird deutlich artikuliert und zusätzlich schriftlich in das Schema eingeblendet. Zudem erfährt das Publikum zur besseren Orientierung, wie es gerade sieht, nämlich durch ein Mikros-

---

11 Horst Ludwig Wullsteins integrales Konzept, HNO- und Augenklinik sowie Neurochirurgie und Neurobiologie unter einem Dach zu vereinigen, wurde 1974 mit der Eröffnung der Würzburger „Kopfklinik" umgesetzt (► https://www.ukw.de/ueber-das-ukw/geschichte/; Zugriff 04.11.2021).
12 Zu Werner Platzer und den Wiener Präparationsfilmen: Pilz (2022). Der Film kann in der österreichischen Mediathek gestreamt werden: ► https://www.mediathek.at/atom/018AA117-061-01973-00000484-0189A3E5 (Zugriff 04.11.2021).

kop, auf dem die aufgesteckte Kamera zu erkennen ist, mit der die Filmbilder angefertigt werden. Am Ende des Films, der in seiner Laufzeit in etwa dem Würzburger Film von Lang/Wullstein entspricht (22 min), endet die Präparation mit den freigelegten Bogengängen des Innenohrs. Im Vergleich dazu: der Würzburger Film beginnt ebenfalls mit einer Einstellung, die die mit der Dura mater ausgekleidete Schädelbasis zeigt. Nach drei Schnitten: Sicht auf die blau eingefügten Bogengänge auf der rechten Seite des Schädels (◻ Abb. 11.4a) – Sicht auf die parallele Struktur auf der linken Seite (◻ Abb. 11.4b; hier bereits in Überblendung erkennbar das folgende Bild im Hintergrund) – Blick durch das Mikroskop auf ein Detail des vorherigen Bildausschnitts (◻ Abb. 11.4c) ist der Film nach ca. einer Minute (!) dort angelangt, wo der Wiener Film nach 22 min endet. Diese Diskrepanz macht deutlich, dass es dem Würzburger Film um eine konzentrierende Dokumentation, nicht explizierende Lehre ging. Inwieweit für diese reihende Präsentation nicht auch eine Diaserie hinreichend gewesen wäre, sei dahingestellt; verloren gegangen wäre vielleicht das Gefühl, in einer einzigen, wenn auch durch die Schnitte stockenden Bewegung immer tiefer in einen spezifischen Bereich des menschlichen Körpers vorzudringen.

11.5 Zusammenfassung

Schon die kleine Zahl der hier besprochenen Filme aus den 1970er Jahren zeigt, wie vielseitig Präparate und Präparation ins Bild gesetzt werden konnten. Kilian Hamberger, Hauptpräparator an der Würzburger HNO-Klinik unter der Leitung von H.L. Wullstein, stellte 1968 die Frage: „Welche Lehrmittel können wir unseren Professoren und Dozenten anbieten?" und zählte in folgender Reihenfolge auf: „1. Fotografie 2. Wissenschaftliche Illustration 3. Kinematographie 4. Das pathologisch-anatomische Präparat 5. Das Modell" (Hamberger 1968, S. 33). Film und auch Fotografie (in Form von Diabildern) hatten hier gegenüber den anderen erwähnten Lehrmitteln den Vorteil der Projezierbarkeit und konnten somit die „blinde Entfernungsdiskrepanz" von Objekt zu Betrachter überbrücken helfen: „Bei einem Sehabstand von nur 60 cm gehen bereits Feinheiten von gut sichtbaren Objekten verloren" (Hamberger 1968, S. 31). Auf den Blick durch das Mikroskop traf diese Schwierigkeit des gleichzeitigen Betrachtens durch viele Paar Augen umso mehr zu. Die Präsentation von Präparaten, wie sie bspw. in den Würzburger Zisternenfilmem zu sehen sind, konnte durch Diaprojektion jedoch zu einer Praktik auch des Hörsaals werden. Der Film erlaubte zusätzlich noch die Bewegung, im Fall des konservierten Präparats, wie gezeigt, z. B. die einfache Rotation, im Falle von Filmaufnahmen an Frischpräparaten deren Mobilisierung selbst.

Der Vergleich zwischen den publizierten Lehrfilmen, die unter wissenschaftlicher Mitarbeit (anatomischer) Institute entstanden, wie die in diesem Beitrag behandelten Filme von Heym und Platzer, und den für den institutsinternen Gebrauch angefertigten Filmdokumenten (hier die Zisternenfilme und der Dura mater-Film) zeigt eine große qualitative Diskrepanz. Dies betrifft zum einen die didaktische Durchdringung des Materials. Dass die mit Schemata, Pfeilen, Farbmarkierungen und, nicht zuletzt, Tonkommentar aufbereiteten Lehrfilme der Verlage per se zugänglicher für das sofortige Verständnis sind, ist kaum überraschend. Jedoch zeigen die lokal angefertigten, unpublizierten Filme auch noch etwas Anderes deutlich: es war oft der Experte auf medizinischem Gebiet ein Laie auf fotografischem, wie bereits Ende des 19. Jahrhunderts und selbst von ärztlicher Seite kritisch festgestellt wurde (Schlegelmilch 2021, S. 329). Davon, dass man wusste, was man zeigen wollte, und am Objekt auch vielleicht selbst sah, bannte sich dieses Bild noch nicht von selbst auf den Film. Mehrmaliges Absetzen und Neufilmen (wie im Dura-mater-Film) zeugen von Unzufriedenheit mit dem Produkt und dem Versuch, im Zeigen genauer werden zu wollen. Wurde solch ein Film dann allerdings nicht geschnitten, eine Auswahl getroffen, zeigte er zudem noch Belichtungs- und andere Defizite, so wirkt er heute als verwahrtes Endprodukt eher verwirrend als instruktiv.

Bekanntlich zeigte die Medizin bereits in den 1880er Jahren größtes Interesse an Edward Muybridges Zoopraxiskop, mit dem er seine chronofotografischen Reihenaufnahmen in Bewegung setzte und damit bereits mit der Vorstufe des Films der Anatomie für ihre Bewegungsstudien neue Möglichkeiten eröffnete (Lanska 2016; s. auch Curtis 2005, S. 28). Die wenigen erhaltenen PatientInnenfilme des Würzburger Instituts nutzten dieses Potenzials des Mediums ebenfalls, hier zur Darstellung von gestörten Bewegungsabläufen (Schlegelmilch 2018). Präparate freilich als „epistemische Objekte", an denen die prozesshafte „Arbeit der Zurüstung" im Ergebnis erfolgreich „zum Verschwinden gebracht wurde" (Rheinberger 2005, S. 67), scheinen sich, wie bereits eingangs erwähnt, aufgrund ihrer schließlich statischen Existenz dem Film nicht selbstverständlich anzubieten. Die „Anatomischen Grundlagen" mit ihrer ausschließlichen Reihung kleinteiligster Präparationsergebnisse, gleichermaßen der verfilmte Farbdia-Vortrag für FachkollegInnen, werfen exemplarisch die Frage nach dem Mehrwert des Mediums Film auf.

Abschließend bleibt die Frage, wie mit diesem aus Forschungssicht spröden Material umzugehen ist. Das eingangs bereits als Analyseansatz zitierte „Wesen" von Gebrauchsfilmen definiert Vinzenz Hediger als das, dem die „Anstrengung des Wissens" bei der technischen Verfertigung des Films gilt (Hedinger 2005, S. 21). Die Antwort auf die Frage „Was will der Film zeigen?" reproduziert unweigerlich das Fachnarrativ. Die Frage „Was versucht der Film (als solcher) zu erreichen?" scheint produktiver: die besprochenen Filme, wenigstens die ersten drei, versuchen Idealbilder anatomischer Strukturen an hierfür zugerichteten, gleichwohl „echten" Objekten zu dokumentieren, und diese beweiskräftige „Echtheit" sichtbar zu machen. Das filmische Mittel, die präparierten Fragmente als wirklichen Körper zu vermitteln, ist die Bewegung: die von der Kamera eingefangene Rotation, die die Zisternenpräparate dreidimensional macht, das Verdrehen der Dura mater, das deren Elastizität zeigt. Köpfe werden gedreht, ein Hals nickt, tote Körper bewegen sich noch einmal, wenn auch in abstrahierter, da zurechtpräparierter Form, wie sie am Lebenden nicht gezeigt werden kann. Auch der sich gerade in Überblendung noch bewegende „Kapsel-Bandapparat des Kniegelenkes" kann so zerschnitten und damit „live" zerstört werden.

Ich möchte diesen didaktischen Brückenschlag von Tod zu Leben als fachspezisch für die Anatomie begreifen; es wäre interessant, dahingehend Präparatefilme aus der Pathologie zu vergleichen (so es sie gibt). Insgesamt gilt noch immer, dass Forschung zu Wissenschaftsfilmen, allzumal medizinischen, weitestgehend fehlt (Reichert 2009, S. 3), besonders aber zu medizinischen Filmdokumenten, wie ich die unpublizierten Gebrauchsfilme aus Kliniken und Instituten in Abgrenzung zu den für die Publikation didaktisch überarbeiteten Lehrfilmen nennen möchte.[13] V. a. die medizinhistorische Forschung konzentriert sich meist auf Institutionen und/oder FilmemacherInnen, während die Filmdokumente selbst nur kurz Erwähnung finden (bspw. Friedland 2017, S. 167–168). Dabei zeigen die wenigen hier vorgestellten Präparatefilme aus der Würzburger Anatomie, dass eine intensivere Beschäftigung mit diesem Material durchaus lohnend wäre.

Literatur

Curtis S (2005) Die kinematographische Methode. Das ‚Bewegte Bild' und die Brownsche Bewegung. montage/av. Z Theorie Geschich audiovisueller Medien 14:23–43

Doll S (2017) Neue alte Medien. In: Doll S, Kirsch J, Eckart WU (Hrsg) Wenn der Tod dem Leben dient – der Mensch als Lehrmittel. Springer, Berlin, S 98–103

Fleck L (2015) Enstehung und Entwicklung einer wissenschaftlichen Tatsache. Einführung in die Lehre vom Denkstil und Denkkollektiv. Mit einer Einleitung hrsg v. Lothar Schäfer und Thomas Schnelle. Suhrkamp, Frankfurt a. M.

Friedland A (2017) „… doch erscheint in seiner Denkschrift die Bedeutung des klinischen Films für den Unterricht allzustark betont." Zur Geschichte des Medizinisch-kinematographischen Instituts der Charité 1923–1931. Medizinhistorisches Journal 52 [Themenheft: Film als medizinhistorische Quelle]:148–172

Hamberger K (1968) Die Problematik der klinischen Demonstrationen. In Der Präparator. Z Museumstechnik 14:31–35

Hediger V (2005) „Dann sind Bilder also nichts!" Vorüberlegungen zur Konstitution des Forschungsfelds „Gebrauchsfilm". montage/av. Z Theorie Geschichte audiovisueller Medien 14:11–21

Heym C, IWF (1978) Film C 1280: präparation der Fasersysteme des Gehirns. Publikationen zu Wissenschaftlichen Filmen, Sektion Medizin, Serie 4. Institut für den wissenschaftlichen Film (IWF), Göttingen

Kaiser A (2015) Johann Remmelin: Catoptrum Microcosmicum – ein anatomisches Tafelwerk mit aufklappbaren Figurenaus dem 17. Jahrhundert in der Bayerischen Staatsbibliothek München. BA Thesis. ▶ https://mediatum.ub.tum.de/doc/1597500/1597500.pdf. Zugegriffen: 4. Nov. 2021

Kalkofen H (2002) Kommunikative und ästhetische Funktionen des aktuellen Wissenschaftsfilms. In: Leonhard J-F (Hrsg) Medienwissenschaft: ein Handbuch zur Entwicklung der Medien und Kommunikationsformen, Bd 3, S 1813–1821. De Gruyter, Berlin

Kneser U, Horch RE, Lehnhardt M (2016) Grundkurs Mikrochirurgie. Springer, Berlin

Lang J (1973) Die äusseren Liquorräume des Gehirns. Acta Anat 86:267–297

Lanska DJ (2016) The dercum-muybridge collaboration and the study of pathologic gaits using sequential photography. J Hist Neurosci 25:23–26

von Lüdinghausen M (2004) Obituary: Dr. med. Johannes Lang. Surg Radiol Anat 26:81

---

13 Zur Terminologie des Wissenschaftsfilms s. Kalkofen (2002, hier S. 1816–1818) zum Filmdokument. Die Engführung, dass Filmdokumente ausschließlich Forschung dokumentieren, ist nicht vorzunehmen; sie können auch als „Randprovinzen" des Filmischen (ebd.) narrative und didaktische Elemente enthalten, sind jedoch im Gegensatz zu Lehrfilmen nicht von diesen überformt.

Muhr G, Wagner M (1981) Kapselbandverletzungen des Kniegelenks. Diagnostikfibel. Springer, Berlin

Pilz K (2022) [i.Dr.]. Anatomie – Animation – Audiovision. Medizinische Lehrfilme und die staatlichen Wissenschaftsfilminstitute 1945–1970. In: Nemec B, Hofer HG (Hrsg) Medizin in Wien nach 1945 (= 650 Jahre Universität Wien – aufbruch ins neue Jahrhundert 6. V&R unipress, Wien

Reichert R (2009) Die Medialisierung des wissenschaftlichen Wissens im Studien- und Lehrfilm. Eine Bibliographie. Medienwissenschaft/Hamburg: Berichte und Papiere 96. ► https://doi.org/10.25969/mediarep/12905

Rheinberger HJ (2005) Epistemologica: Präparate. In: teHeesen A, Lutz P (Hrsg) Dingewelten. Das Museum als Erkenntnisort. Böhlau, Köln, S 65–75

Schlegelmilch S (2018) Die Konstruktion des Patienten: Blickkonzepte in Filmdokumenten des klinischen Alltags. In: Köpk W, Stettner P (Hrsg) Filmerbe. Non-fiktionale historische Bewegtbilder in Wissenschaft und Medipraxis. Herbert von Halem, Köln, S 60–79

Schlegelmilch S (2021) Labor und Atelier: die Röntgenfotografie vor dem Hintergrund der frühen medizinischen Fotografie. In: Leuschner E (Hrsg) Der Photopionier Carl Albert Dauthendey. Zur Frühzeit der Photographie in Deutschland und Russland. Michael Imhof, Petersberg, S 321–335

Wolf G (1957) Der Wissenschaftliche Film (Methoden – Probleme – Aufgaben). Naturwissenschaften 14:477–482

Printed in the United States
by Baker & Taylor Publisher Services